一生きれいが続く

素足美人プログラム

70万人を施術してきたフットケアサロン

Dr.ネイル爪革命

発行・日刊現代　発売・講談社

この本で

「足」と「爪」の**悩み**が

ゼロになる！

“足まわりに悩みがあるのは、珍しいことではありません。”

足は普段、靴下や靴にすっぽりと
隠れているのでわかりにくいですが、
足や爪で悩んでいる人は、
実にたくさんいらっしゃいます。

あなたも、次のような悩みを
お持ちではないでしょうか？

●かかとがガサガサしている

●巻き爪・ウオノメが痛いけど、どうすればいいかわからない

●爪がにごっていて変な色をしているのが恥ずかしい

●分厚く凸凹していて気持ち悪い爪だと思われたくない

●爪や足に自信がないからサンダルを履けない、プールに行けない

●外反母趾《がいはんぼし》・扁平足《へんぺいそく》なのがコンプレックス

●病院に行くほどではないと思うけど、どこに行ったらいいのかわからない

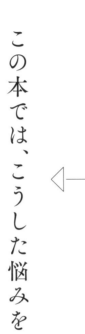

この本では、こうした悩みを
「短期間で解決する方法」をわかりやすく
お伝えしています。

はじめに

突然ですが、質問です。

あなたは、ご自身の足や爪に自信がありますか？

本書を手に取っていただいたということは、きっと足や爪になにかしらの悩みや不安をお持ちなのではないかと思います。

「かかとがガサガサしやすい」という人もいれば、「足の形も爪の色もひどくて、人前で裸足になりたくない……」と落ち込んでいる人もいるかもしれません。

でも、安心してください。

あなたの足だけが特別というわけではありません。

足の悩みを持つ人は、老若男女、国籍などにかかわらずたくさんいます。

ただ、足に悩んでいる人は多いにもかかわらず、これだけ情報があふれかえっている現代においても、**足や爪の悩みを解決するための情報はごくわずかです。**

「脚（太ももから下全体）」を細く・美しくすることについては、「美脚」というテーマで書籍が続々と出版されていますし、インターネットやＳＮＳ、動画投稿サイトにもたくさんのノウハウが載っています。

一方で「足（足首から下の部分）」については、情報量が圧倒的に少ないですし、そのなかでも有益なものはほとんどない、というのが現状です。

そんな状況を変えたく、今回筆を執ることにしました。

私たちドクターネイル爪革命は、おかげさまで加盟店は創業からの10年で１００店舗以上になり、70万人以上の足まわりをケアしてきました。これだけの実績を誇るフランチャイズグループはほかにありません。

簡単にいえば、**「世界随一の実績を誇る、足・爪のお悩み解決プロフェッショ**

ナル集団」です。人によって症状は千差万別ですが、たしかな知識と技術をもとに、あらゆる足の悩みを解決し続けています。

近年はその功績を認めていただき、TBS「Nスタ」や読売新聞全国版「くらし・家庭欄」、女性誌など数々のメディアから取材依頼を受け、正しい爪の切り方やトラブルの予防法などを伝える機会にも恵まれています。

足のトラブルは、情報が少ないこともあり、「放っておけば治る」と思っている人が本当にたくさんいます。

ですが、**放っておくとQOL（生活の質）は低いままですし、残念ながら、逆に悪化する場合がほとんどです。**

本書には、多くの人が抱える足・爪の悩みを解決するために、絶対に知っておくべき知識とノウハウを詰め込みました。とはいっても、**難しいことはなにひとつありません。**理解しやすく手軽なので、すぐに試しやすいものばかりです。

ぜひ本書をきっかけに、「素足美人」になるためのプログラムを習慣化してください。

なお、この本で紹介している知識・ノウハウは、年齢や性別に関係なく使えるものばかりです。もちろん子どもにも対応しているので、ぜひご家族や周りのママ友・パパ友にもすすめてください。足が発達しきっていない段階から実践すると、健やかに成長します。

あなたの、そしてあなたの大切な人の足を健康に、美しく軽やかにしていただけたら、著者としてこれ以上の喜びはありません。

目次

はじめに……6

I. 9割の人が知らない「足」のヒミツ……15

100%納得する「足」の大切さ……16
今の足と爪を作っているのは「あなたの過去」……22
若くても要注意！ 足が汚い人・臭う人が多い理由……26
靴下にあいた穴が、足の状態を教えてくれる⁉……30
毛がない、日焼けしない、骨が多い……足の意外な真実……36
「タコ」「ウオノメ」「イボ」の違い、わかりますか？……42
実は怖い！ 間違いだらけのセルフケア……46
夏も危険⁉ 足は1年中ダメージを受けている……55
「足のアーチ」は小学校に上がるまでに作られる……59

足だけじゃない！　爪にもアーチがある……64
なぜ、爪には白い部分があるの？……68

2. 爪・足を健康に、美しくするのは「マインド」から！

……83
「足の痛み」を放置するのは、絶対ＮＧ！……84
「痛くなければ大丈夫」は間違い！……88
足にまつわる「よくないイメージ」を払拭しよう！……92
まずは、足を意識することから始めよう！……96
足を好きになろう！……100
足がコンプレックスになっていませんか？……104
「若ければトラブルはない」という考えは捨てる……108
あきらめちゃダメ！　どんな足でもキレイになる！……112

3. 「健康爪」を取り戻す10の方法 …… 117

健康爪の基本は「規則正しい生活」！ …… 118
爪の汚れを取るのに「爪楊枝」はNG …… 123
「正しい爪の切り方」をマスターしよう！ …… 127
「深爪」になったときの対処法 …… 133
巻き爪は「日常生活を見直すだけ」で予防効果大！ …… 138
巻き爪がセルフケアで改善しなかったら？ …… 144
「分厚くなった爪」を放置するのはNG！ …… 148
「ささくれ」や「甘皮」の正しい処理方法 …… 153
「ネイルオイル」で爪まわりの乾燥を予防！ …… 157
マニキュアは、ちゃんと「オフ」しよう！ …… 162

4. 今日から実践！「美足」を手に入れる方法 …… 169

足の「正しい洗い方」をマスターしよう！ …… 170
美足につながる！ 歩くときの3大ポイント …… 177
おしゃれ以外の視点も意識して！「美足をつくる靴」の選び方 …… 184
毎日、同じ靴を履くのはNG！ …… 193
足のトラブルを防ぐ！ インソールの活用法 …… 197
雑菌の温床！ 裸足で行う「趣味・習いごと」に注意 …… 204
「ながら」でOK！ 美足をつくるストレッチ …… 208

おわりに …… 214

Column 1 フットケアでよくあるQ&A …… 72
Q.1 どうして巻き爪になるの？ …… 72
Q.2 かかとはどうして荒れるの？ …… 73
Q.3 フットケアに行けば、1回の施術で治るの？ …… 74

Q.4 施術は痛くないの？ …… 75
Q.5 「病院」と「フットケアサロン」は、なにが違うの？ …… 76
Q.6 フットケアっていくらくらいなの？ …… 78
Q.7 フットケアを仕事にするにはどうしたらいい？ …… 80

Column 2 フットケアの世界事情 …… 166
アメリカ／ロシア／アルゼンチン／インド／パキスタン／スペイン／中国／韓国／台湾／日本

ブックデザイン＝前田友紀（mashroom design）
編集協力＝ブランクエスト

I.

9割の人が知らない「足」のヒミツ

MIRACULOUS
FOOT CARE PROGRAM

100％納得する「足」の大切さ

健康であるために必要なこと、大切なことは数えきれないほどありますが、私たちがもっとも大事だと考えているのは、**「歩く」**ことです。

日々、健康に気づかい、美容や未来のために予防や改善に努めている方は多いと思いますが、**歩行には、一石二鳥以上のお得な効果があることをご存じでしょうか？**

歩くために必要な足を大切にすることで、連鎖的にさまざまなところによい影響を与えるのです。

たとえば、女性の中には冷えやむくみ、便秘に悩む方も多いと思いますが、**第二の心臓であるふくらはぎを使って歩けば冷え改善、むくみ予防にもなります。**

また、腰が揺れることで腸が刺激され、便秘改善にもつながります。

年齢を重ねるにつれて骨粗鬆症《こつそしょうしょう》も気になると思います。骨粗鬆症になると、腰が曲がったり、背中や腰の痛みが出てきたりしますし、ちょっとしたことでも骨折しやすくなります。気づかぬうちに骨が折れている症状（骨粗鬆症性脊椎圧迫骨折）を起こすリスクが高まります。

骨は**「歩くと骨に刺激が加わり、強くなる」**といわれます。さらに日光を浴びながら歩行することで、ビタミンDが生成され、カルシウムの吸収がよくなり、骨密度が上がり骨粗鬆症の予防にもつながります。

「たかが歩く」と思いがちですが、実際には、歩くことは体にとっても心にとっても好影響をもたらすのです。

最近は、冷えやむくみといったトラブルの解消、そして美容を目的とした筋トレが話題になっていますが、**人間の体の筋肉は、半分以上が下半身にあります。**

歩行は主に下半身を使う動作なので、美を磨きたい人や追求したい人にとっても、トラブルのない足が大前提となり、美の基盤となるのです。

●足は日々のモチベーションの支え

足にトラブルがあると、さまざまなことに支障が出ます。

たとえば、足の裏や爪に痛む箇所があり、歩くたびに痛みを感じるときは、誰でも歩きたくなくなりますよね。靴や靴下を履くことで隠すことはできますが、痛みは隠せないため、外出が億劫になり、できるだけ外に出ないようにするはずです。

ごくわずかの痛みでも、無意識のうちに歩くことを控えるのが普通でしょう。十分に歩行ができないと、前述したような健康上のメリットを享受できません。

加えて、足にトラブルを抱えていると、**「おしゃれをしたい」「旅行をしたい」といったモチベーションが削がれます。**

たとえば、爪の色が黄ばんでいたり黒ずんでいると、隠したくなりますよね。

タコがあって足の裏が一部黄色くなっている、あるいはウオノメがあって石畳やデコボコした道を歩いたりすると痛みの電流が走るなど、見た目や痛みの不安があると、温泉や大浴場のある宿に泊まるのも戸惑いを覚えるはず。

実際、夏になっても、海やプールへ行くのはもちろん、**「足を見せたくないから、サンダルを履くのも嫌だ」**という女性はたくさんいらっしゃいます。

なかには、ヨガやピラティス、スイミング、フラダンスなどをして美しくなりたい、健康になりたいと思う人も多くいます。

でも、それらは靴と靴下を脱いで素足で行うことがほとんどなので、「見られたくない」「恥ずかしい」「やっぱり足のトラブルがなくなってからかな……」などとためらったり、断念せざるをえなかったりした経験をお持ちの人もいるのではないでしょうか。

あるいは、「始めてみたものの、他人の足を見てモヤッとした」という方もいらっしゃるかもしれません。まさに「人のふり見て我がふり直せ」ならぬ、**「人の足見て我が足直せ」**ですね。

また、妊娠中は時期に関係なく、お腹に赤ちゃんを抱えているときに、足の痛みでよろけることを想像すると、ヒヤッとすると思います。

子育て中でも、急に走る子どもを追いかけたり運動会に参加したりと、子どもと過ごす生活のなかで、お母さんが痛みや不安がない足でいることは、よい子育てにつながります。

どれも、言われてみれば「たしかに」「そういうときあるな」「そうはなりたくないな」と思うようなことばかりのはずです。でも、**足をきちんと意識して日常を過ごしている人は、残念ながらほとんどいません。**

みなさんも自分に問いかけてみてください。「自分の足をまじまじと見た」のは、いつのことでしょうか？

足は、日常生活の土台です。

足に不安要素があると、「行きたいところへ行けない」「したいことができない」、果ては「行きたい・したい」という欲求が湧かなくなり、無意識に毎日をいきいきと過ごせなくなります。

最初は小さな不安要素も、長い時間をかけじわじわと積み上げられていくため、気づかぬうちに足にトラブルがあることが当たり前になってしまうのです。感覚が麻痺していると考えると、とても怖いですね。

つまり、「トラブルを抱えていない足」こそ、文字どおり豊かな日々を支えてくれる存在といえるのです。

今の足と爪を作っているのは「あなたの過去」

幼少期や小学生の頃など、親に「足に青あざができているよ」と言われ、初めて気づいた……という経験をしたことがある人は、多いのではないでしょうか。

「どうしたの？　ぶつけたの？」と聞かれても、思い当たるふしがない――もしかしたら、大人になった今もなお、似たようなことがあるかもしれません。

それほど足は、日常の中で、あまり意識されていないのです。

足のタコやウオノメ、かかとのザラつき、巻き爪、凸凹の爪、外反母趾《ぼし》、そしてアーチのゆがみなど、足のトラブルはさまざまありますが、どのトラブルもあるとき突然、ちょっとしたことがきっかけで気になり始めるものです。

そして、トラブルに気づいてからようやく「どう対処しようか」「どうやったら治るか」と急にケアに目覚め、調べ、ネットで関連商品を買い漁る……そんな人が少なくありません。

でも、足のトラブルは、あるとき突然発生するわけではありません。大半は、**長年の習慣が蓄積した結果**です。そのため、早いうちからケアを始めることはとても効果的なのです。

トラブルのもとになる生活習慣として考えられるのは、次の通りです。

Point

- **歩き方の癖**
- **普段履いている靴のサイズ**
- **仕事の内容**
- **習いごと**
- **痛みをかばう姿勢**

どれも要因としてはささやかすぎるように感じるかもしれません。でも、**足のトラブルは、あなたがなにかしらの行動を一つひとつ積み重ねた結果なのです。**

ときには、日常生活に変化がなくとも、トラブルに見舞われることもあるでしょう。それは代謝が落ちたなど、**年齢的な要因も考えられます。**

たとえば爪も、「ぶつけたことがある」「剥《む》く、むしるのが習慣になっていた」「ヒールばかり履いていた」「気に入ったデザインの靴は多少サイズがずれていても気にしなかった」など、今は止めていても、昔の習慣が時を経て表に出ることもあります。

●日常を変えなければ、治しても意味がない

トラブルに気づくと、「すぐになんとかしたい」と思いますよね。実際に私たちのお店で施術を受けると、痛みや違和感がなくなり、元の足の状態にすっかり戻ったように感じると思います。

ですが、**トラブルのもととなった習慣を変えなければ、また同じトラブルが発生します。**

足や爪の状態は、あなたの過去をそのまま映す「鏡」のようなもの。

「いつか生え変わるだろう」「いつかなくなるだろう」と放置せず、**トラブルに気がついたら「日常生活を見直すべきサイン」と考え、歩き方や靴のサイズなどを早めに見直してください。**

あなたの人生で一番若いのは、「今」この瞬間です。

ささいなことのように思える習慣こそ、あなたの未来に「健康」というかけがえのないものをもたらすカギとなります。

若くても要注意！足が汚い人・臭う人が多い理由

ご年配の方は足が汚れていそう、異臭がしそうと思っている人が多いようですが、実は、**足の汚れや臭いと年齢に直接的な相関関係はありません。**

足の臭いは、皮膚の老化によるものではなく、**ただ単純に「洗い足りないこと」が原因です。**ですので、生まれたての赤ちゃんでも、洗っていなければ臭います。

足は、雑菌が繁殖すると異臭を放ちます。**異臭の正体は、雑菌が汗や皮脂、角質を分解するときに放つイソ吉草酸《いそきちそうさん》や、酢酸という成分です。**それらはチーズや納豆のような強い臭いで、世間的にも非常に不快とされ、悪臭防止法でも規制されているほどの刺激臭です。

年齢を重ねると、腰が痛い、体がかたくて手が足に届かない、視力が低下して汚れが見えない、足を洗おうとするとバランスを崩しかねない、といった不安感などから、足を自分で洗うのが難しくなる方がたくさんいます。

結果、きちんと洗えないがために垢がたまり、雑菌が繁殖し、イソ吉草酸の臭いがきつくなるので、「ご年配の方は足が汚れていそう、異臭がしそう」というイメージが生まれたのです。

●雑菌にとって足裏は、絶好の繁殖場所！

雑菌が好むのは、主として次の2つです。

Point

- 高温多湿な環境
- たんぱく質がある場所

つまり、両方の条件を満たす足裏は、雑菌にとって非常に都合がよいのです。

足裏が高温多湿になる最大の原因は、足裏に多く分布している汗腺です。ほかの皮膚と比べて汗腺の密度が高い足裏は、毛穴がないため皮脂が出ず（詳しくは36ページ）、水分を蒸発させないようにするための皮脂膜をまとうことができません。

その代わりに汗を大量に出して、皮膚をやわらかく保っています。**その汗の量は、多いときには両足で1日200㎖といわれています。**

こんなに汗をかくにもかかわらず、普段、足裏は靴下に包まれ、靴にすっぽりと入れられた状態です。そのため、汗はいっこうに乾きません。

足裏は、体温で温められた汗によってジメジメした高温多湿な環境に置かれていることを忘れてはいけません。

●シャワーで洗うのでは不十分！

足裏の雑菌を増やさない、そして臭わせないためには清潔にすることと、しっかり乾かすことが大事なのですが、意外ときちんと洗えていない人が多いのが実情です。

理由としては、忙しい現代社会の生活習慣にあると考えます。

毎日足を洗っているとはいっても、時間に追われ、立ったままシャワーで流す程度だったり、ボディタオルでささっと撫でる程度で済ませていたりする人が多いように感じます。

特にワンルームマンションなどではユニットバス形式も多いので、シャワーのみで済ましてしまうことが多くなり、洗い切れていない、もしくは流し残しがある場合も珍しくありません。立ったままだと、皮膚がしっかりふやけず、不要な角質が剥がれづらくなり蓄積されていくこともあるため、しっかりふやかしてから擦り、洗い流す習慣を取り入れましょう。

正しい足の洗い方は、170ページで紹介します。ここでは、「足裏は想像以上に汗をかいている」「年齢と足の臭いに直接的な関係はない」「靴の中は雑菌のパラダイス」ということを覚えておいてください。

靴下にあいた穴が、足の状態を教えてくれる⁉

実は、**靴下にあいた穴の位置によって、よい歩き方ができているか、爪や皮膚にトラブルがないかがわかります。**

そう。**靴下に穴があいたら、足の状態や歩き方を見直す絶好のチャンスなのです。**

●「つま先の上」があいたら爪に問題あり！

つま先の上に穴があくのは、靴が爪と擦れたり圧迫したりといった原因が大半です。

この場合、靴の中で足が動いていることが問題です。その対策としては、靴紐などで足の甲や足首で足をしっかりと固定するといいでしょう。

また、つま先に穴があいたら、穴の場所が上か下か、具体的に見てみてください。

爪自体に原因があるケースも多く、あいた箇所の爪が分厚くなっていないか、巻いていないか、反っていないか、断面がガタガタしていないかチェックしてみましょう。


爪に問題がなさそうであれば、歩き方や足趾の使い方を見直します。その指の爪が靴にどう擦れているのか、力が偏った歩き方になっていないか……。

実際に歩き、体重移動の際に足趾をどのように使っているかを振り返ってください。


ちなみに、**もっとも穴があきやすい指は「母趾（親指）」です。**母趾は幅があり、太い分、強い力が加わるためです。

もし母趾以外の部分に穴があくようなら、踏ん張ったときの指の向きを意識するとよいでしょう。

●「かかとに穴があく」のはトラブルのサイン！

ときには、靴下の指ではなく、かかとに穴があくこともあるでしょう。かかと部分に穴があいたら、まずはかかとがかたくなっていないか、ザラザラ・ガサガサしていないかをチェック。あわせて、かかとを引きずりながら歩くのが癖になっていないか、振り返ってみてください。

かかとを引きずりながらだと、ふくらはぎが十分に伸び縮みしません。ふくらはぎは「第二の心臓」とも呼ばれ、血液を押し上げる重要な役割を担っています。ふくらはぎを使えていないと、本章の冒頭で紹介したような「歩くことのメリット」を十分に享受できていない状態といえます。

かかとを引きずりながら歩いていないとしても、**重心が後ろになっていると、かかと部分に穴があくことがあります。**

たとえば、腰痛で重心が後ろに傾いているケースです。重心が後ろになっていると、足先の踏ん張りが足りずに巻き爪の原因になりますし、さらに腰痛や膝痛などを加速させてしまう恐れもあります。

妊婦さんの場合、お腹が重く前に傾くため、赤ちゃんを守りたいとの思いから、無意識のうちに自然と重心が後ろに傾いていることも多いです。

結果、つま先での蹴り出しが不十分で巻き爪になり、私たちのもとに来る妊婦さんもたくさんいますが、**出産後にいつもどおりの歩き方に戻れば、巻き爪は自然と戻ることが多いので問題ありません。**

ただ、もし痛みが出たり、違和感を覚えたりするようであれば、専門家にご相談ください。

●「前足部の穴あき」は危険信号！

前足部、つまり足の指の付け根に穴があいたら、**横のアーチが緩んでいる可能**

性や、靴のサイズが合っていないことが考えられます（アーチの詳しい解説は59ページ）。アーチを潰した状態で歩くと、摩擦部分が増え、穴があきやすくなるのです。

アーチが広がっているとクッション機能が低下し、膝や腰にも負担がかかります。

対処方法としては、インソールやサポーター付きの靴下を活用すれば、カバーできる場合があります。

テーピングをしたり腱のストレッチをしたりして悪化を防ぐ方法もありますが、いずれも時間がかかるし、もしくは一時的な対処にしかならないこともあります。

足裏のアーチは、まさにゴムと同じです。適正な力加減であれば伸びたあとも元の状態に戻りますが、**一度伸びきってしまったら、元の状態に戻すのはとても大変です。**

アーチが平らになる前に、日常生活を見直しましょう。

●「前足部の中央」の穴は、足趾《そくし》が使えていない証拠！

前足部の中央、つまり中指の付け根のあたりに穴があく場合は、つま先を使わず、足底で体を支えている状態になっています。ヒールを履く人によく見られる「ヒールダコ」ができる場所でもあります。

「昔はヒールを履いていたけど、今は履いていない」という人でも、過去の歩き方や足の使い方の癖が残っていると、前足部に穴があくことが多いです。

サイズの合わない靴を履いている場合も、足底に穴があきます。

靴の中で足が窮屈になるような小さいサイズや、足がずれるような摩擦や圧迫を受ける大きいサイズの場合も、タコができやすくなります。タコは通常の皮膚よりもかたいので、靴下を摩耗させやすいのです。

よい歩き方と靴選び（184ページ）ができていれば、靴下は摩耗も少なく、長く履けるものです。

毛がない、日焼けしない、骨が多い……足の意外な真実

ここで、ほとんどの人が知らない「足裏ならではの特徴」を紹介しましょう。

●足裏は乾燥しやすい

足裏は皮脂が分泌されないということは前述しましたが、**足裏には皮脂腺がないのは、そもそも毛穴がなく毛が生えないためです。**当たり前すぎて不思議にも思いませんでしたか？

皮脂を出す皮脂腺は、毛穴の中にあります。皮脂は、皮膚の水分を蒸発させすぎないように膜を張って守る役割があります。

しかし、**足裏には毛穴がないので、皮脂を出すことができません。**そのため前述したように、汗をかくことで皮膚をしなやかに保っているのです。汗は蒸発すると乾燥しやすくなるため、保湿を心がけることで滑らかでやわらかい足を保つ

ことができます。

夏、足の裏にベタつきを感じるのは、**皮脂ではなく、汗と雑菌が混ざったベタつきです。**しっかり洗えばなくなります。

足裏は、靴下を履いてしまえば隠してしまえますし、それほど人の目に触れない場所なので、ケアの必要性を感じにくいかもしれませんが、全身のどの場所よりも保湿を必要としています。

体重がかかると、かかとは潰れて脇にせり出します。そのときに乾燥しているとひび割れてしまうのです。**保湿をしてしなやかに伸びる皮膚でいられれば、かかとにヒビは入りません。**

●足裏は日焼けしない

「足裏は日焼けしない」というのも、驚く人が多いでしょう。日焼けしないのは、足裏だけでなく手のひらも同様です。

一般的に、紫外線を浴びると、表皮の最下層に位置する基底層の「メラノサイト」がメラニン色素を生成することで、肌色が濃くなります。

足裏と手のひらは、メラノサイトの量が少なくメラニン色素が比較的作られにくいため、肌色が濃くなりにくいのです。しかし、ビタミンDの生成に必要な日光浴効果はほかの皮膚と変わりません。「日焼けはしたくないけど、健康のために日光浴をしたい」という方は、足裏や手のひらで日光浴するのがおすすめです。

さらに、足の裏と手のひらには、ほかの部位にはない「透明層」と呼ばれる層が存在します。透明層は角質層の下にあり、線維の密度が高く分厚いため、光を屈折させ透明層の奥の色を透けさせません。

つまり、紫外線によって色の変わる場所が表に現れないため、たとえ日に焼けて色が変わってもわからないのです。現に、肌の色が濃い人種の方々も、足裏と手のひらは色が明るいのは、メラノサイトの量が少ないという理由からです。

やけどや靴擦れなどで水ぶくれができると、手や足の甲などほかの部位はぷっくりしますが、足裏や手のひらでは皮膚の内側の奥まった場所に作られるのを実感したことがある方もいらっしゃると思います。

これも、角質層の厚みが違うことによるものです。

●足の親指の指紋（足紋）を見てみよう！

手の指に指紋があることは誰もが知っていますが、**足の指にも指紋があることをご存じでしょうか？**

足の指紋、すなわち足紋《そくもん》は、滑り止めや温度感知・材質感知のための触覚の役割があるといわれています。瞬時に状況を把握し、どれくらいの力を加えればいいのかを判断したり、バランスをとったりするうえで、とても重要な役割を果たしています。

これを手の指紋に当てはめると、「やわらかいものをどれくらいの力で握ればいいのか、どんな手触りなのか、厚いのか薄いのか」などを判断することに値します。

ちなみに足紋も、指紋と同じく鑑定にも使えるそうです。

●足の骨の本数は、足首から下だけで全身の4分の1を占める

皮膚の構造と同じように、足と手は骨の数もほぼ同じです。

足だけ中足骨の両サイドに小さい骨・種子骨《しゅしこつ》があり、一方、手にしか存在しない骨もありますが、それ以外はほぼ同様です。

骨の種類と数は、**片足あたり10種28個、片手あたり12種27個**です。

成人の骨の数は全身で約206個ですので、両手と両足で体全体の骨の約半分を占めていることになります。

全身の4分の1以上の骨がこの小さな足首から先にあるなんて、驚きですよね。

赤ちゃんの骨の数は、約350個といわれています。生後、複数の骨が徐々にくっついていき、数が減っていくことになります。

乳幼児期の骨は、大部分が軟骨のようなやわらかい骨で、成長過程でカルシウムが貯蓄され、しっかりした骨になります。これを骨化といいます。

骨化は、14歳頃には完了します。それまでは変形しやすいので、順調に丈夫な骨が形成されるよう、大人は気をつけなければなりません。

「タコ」「ウオノメ」「イボ」の違い、わかりますか？

皮膚が厚みを持った状態を、「タコ」と呼びます。

タコというと、皮膚が黄色くなってかたくなった状態を思い浮かべがちですが、**必ずしもかたいとは限りません。**なかにはクッション性のあるタコもあります。

「タコ」とは、厚くなった皮膚を指します。

タコには、さまざまな種類があります。

経験者が多いのは、**「ペンダコ」**ではないでしょうか。学校のテストの前や受験生のときに、利き手の指にペンダコができた人はたくさんいるはずです。

また、子どもの頃に校庭や公園のうんていや鉄棒、登り棒などで遊んだりして、手のひらにタコ（マメ）ができた人も多いでしょう。

タコができるのは、子どもに限ったことではありません。ゴルフでできた経験がある人もいるかもしれませんね。

日本人ならではの正座をするのが習慣になっていると「正座ダコ」、胡坐《あぐら》や横座りをし続ければ「座りダコ」ができます。

どのタコも、皮膚の防御機能によって作られます。皮膚は長い間、同じ場所に刺激を過剰に受けると、角質を垢として剥がれ落とすのをやめ、角質を作るスピードを上げて、皮膚を厚くして守ろうとするのです。

つまりタコは、皮膚にとっては「鎧」のようなもの。そのため、刺激すればするほど厚みを増します。

●ウオノメがあると、歩くたびに痛む

ウオノメも、タコと同じように角質が増殖し、肥厚することで作られます。

ただ、ウオノメがタコと異なるのは、かたくなった皮膚が芯のような状態になり、奥深くにめり込んでしまう点です。

足裏や指の間、指のふちにできることがほとんどで、歩くたびに神経を刺激するため強い痛みを伴います。

ウオノメは一般的に「魚の目」と書きますが、医学用語では「鶏眼《けいがん》」と書きます。魚や鶏の目玉のような見た目で、皮膚の奥にかたいしこりのようなものがあったら、ウオノメだと思って問題ありません。

自然に治癒するには摩擦や圧迫を避けるしかなく、皮膚の代謝だけで追い出すにはとても時間がかかります。そのため、**痛みや違和感がやわらぐのを待たず、すぐに対処しましょう。**

私たちが施術したなかで、髪の毛やペットの毛などが刺さり、それが核となりウオノメになってしまったケースがありました。美容師さんやトリマーさんの足のウオノメの原因は、立ち仕事であることに加えて、仕事中に靴の中に毛が入り刺さってしまったのでしょう。

ほか、画鋲を踏んだり釘を踏んだりして傷が核となったケースもあるため、靴の中や地面の突起物にも注意が必要です。

●イボが疑われる場合は、病院へ行くこと

イボは、大きく「加齢によるもの」と「感染によるもの」に分けられ、皮膚の肥厚で生じるタコやウオノメとは異なります。

足底にできるウイルスによるイボの場合、**放っておくと増えたり広がったり痛みを伴うことがあるので注意が必要です。**

イボは、毛が刺さったような黒い点々が見られたり、表面が白く細かく毛羽立っていたり、クレーター状になっていたりと、タコやウオノメと異なる症状を持っていることもありますが、見分けがつかない場合は、医師に診断してもらうのが一番です。

足に傷がある、免疫力や抵抗力が低下している、皮膚がふやけているといった、体のバリア機能が弱まっているときに、不特定多数の人が行き交う場所に身を置くと、感染リスクが高くなるといわれています。

実は怖い！間違いだらけのセルフケア

タコやウオノメを含め、足のトラブルをセルフケアするための商品は世の中にあふれています。

100円ショップやネットショップを含めると実にたくさんの商品があるので、「まずは自分で対処してみよう」という気持ちはわからなくもありません。

実際、私たちが調査したところ、20～60代の手・足のトラブルを経験した人のうち、「タコやウオノメを自分で対処した」という人は60％を超えました。

しかし、**そのうちの5人に1人が、「自己処理の結果、症状が悪化してしまった」と回答しているのです。**

間違ったセルフケアをしている人がいかに多いかが、よくわかる結果です。

【図1−1】

タコやウオノメの自己処理は危険？

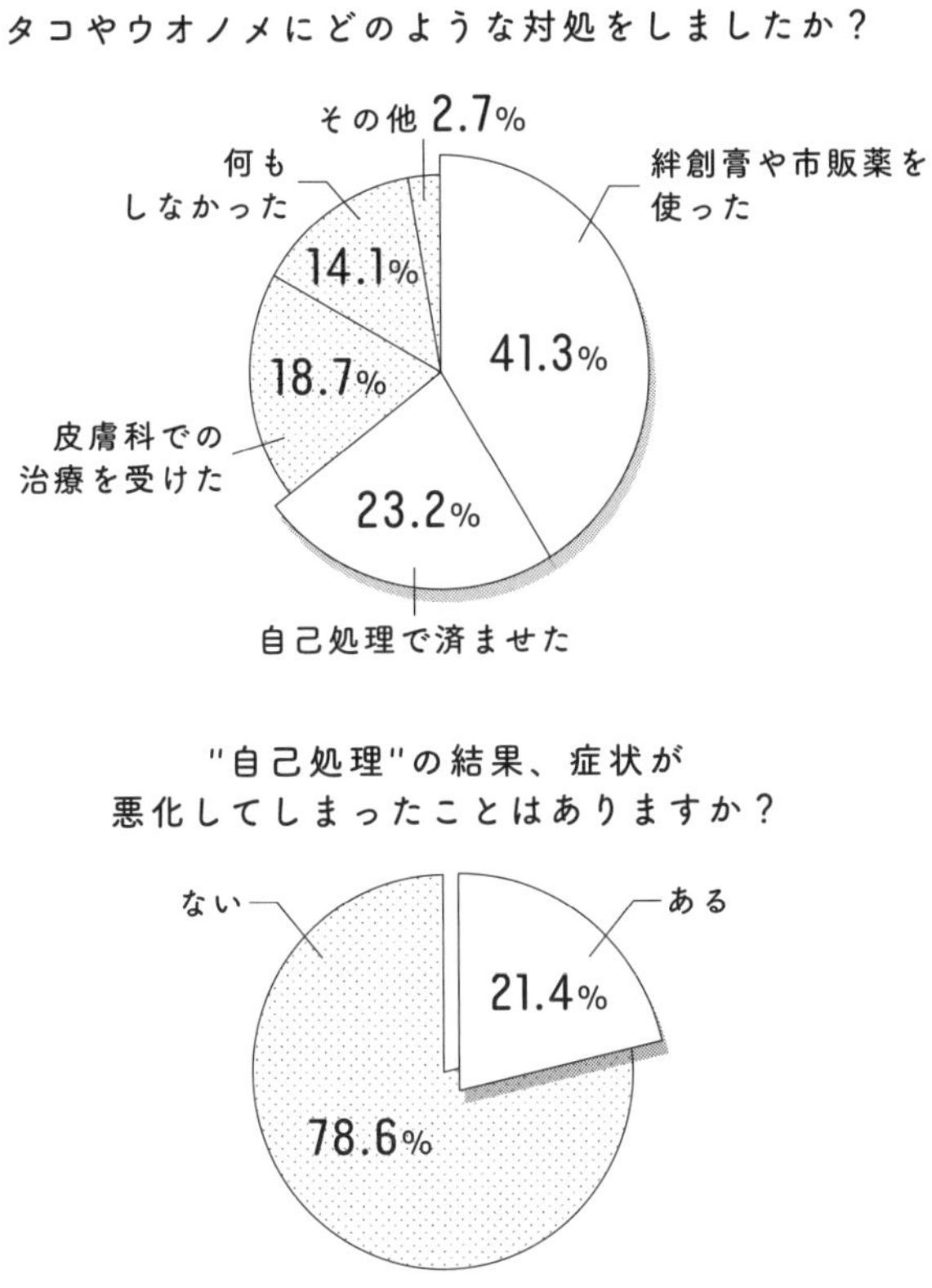

出所：ゼネラルリサーチ「タコや魚の目の対処法に関する調査」（2020年発表）をもとに作成

実際に私たちがお会いするお客さまのなかにも、間違ったセルフケアをした結果、悪化させてしまった方はたくさんいらっしゃいます。

ここでは、その代表例を紹介しましょう。

●「タコの削りすぎ」はNG!

もっとも多いのは、タコの削りすぎです。

タコは、見た目は悪いし、かたいけど、痛くないから病院に行くのもなんだか違う気がするし、お金を払って専門店に行くほどでもない……と考える方がほとんどだと思います。

先に述べた通り、タコは皮膚を守ろうとして作られるので、必要以上に削ってしまうと、皮膚はもっと大きく・分厚く・かたいタコを作り皮膚を守ろうとします。そのため、削りすぎたことでタコが増したときに、さらにたくさん削ろうとするのは悪循環です。

セルフケアをされたことのある方から、「もう少し、まだ削れる!と思ってついつい削り続けてしまい、仕上がってみたらヒリヒリして歩きづらくなってしまった……」という話をよく耳にしますが、悪化する可能性が高いので気をつけてください。

●爪を切りすぎると巻き爪になる

爪が伸びていると、「身だしなみがなっていない」と言われることもありますし、爪は短いほうがスッキリしてよいという人もいますが、**切りすぎはよくありません。**

足の爪を深く切りすぎると、歩く際に指で蹴り出そうと思っても、うまく力を入れられなくなります。

指先を覆う爪のおかげで、しっかり蹴り出して踏ん張り、バランスをとっていますので、**爪の面積を小さくしてしまうことは、足のパフォーマンスを悪くしてしまいます。**

爪は、力を加える（＝地面に押しつける）と広がり、力を抜くと戻るという板

【図1−2】

爪に力が加わると？

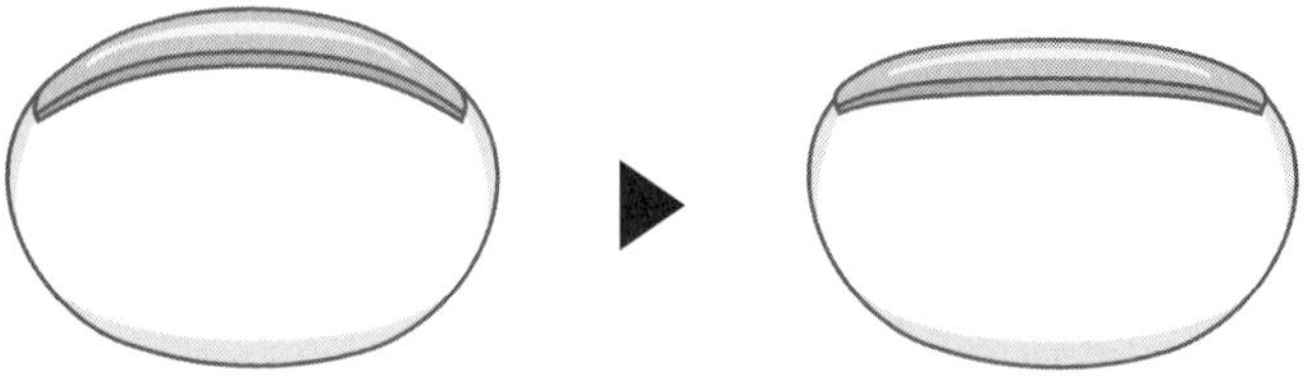
正常な爪は、
力が抜けていて
湾曲している状態
蹴り上げるなどして
爪に力が加わると、
爪が開く

バネのような動きをします。そのため爪の面積が小さいと、周囲の肉（爪郭《そうかく》）が盛り上がりすぎてしまい、爪が広がりたいのに広がれない状況になり、巻き爪になってしまうのです。

結果、本来なら爪にかかる力が受け止めきれず、まわりの肉が盛り上がるため、肉が邪魔して爪切りが最後まで入らず、爪を引っ張って切り残しができてしまったり、深爪をしてしまったり……。ご自身ではどうにもできなくなってから私たちのもとに来る方々を、何人も見てきました。

●「ウオノメやイボ専用の市販品」の使いすぎは禁物

ウオノメやイボ専用のセルフケア製品はさまざまなところで売られています。ですが残念ながら、上手に使えていない人がたくさんいます。むしろ、使い方を間違っているために悪化させてしまい、なかには傷がついて炎症を起こしてしまった方もいらっしゃいました。

そもそも、ウオノメやイボをふやかしてから引き剥がすタイプの市販品は、**接着力が強く、一度使うだけでも皮膚が薄くなりすぎる傾向があります。**

一般の方は、皮膚がどの程度薄くなると危険なのか、どうなったら正解なのかがわからないですし、判断できないがために不安になり、ウオノメやイボを取り切れていないように感じるのでしょう。

「ふやかしたりなかったかな」「剥がし方が悪かったかな」と思うと、もう一度使いたくなるかもしれませんが、**連続使用は絶対にやめてください。**

また、足を見て貼るのは意外に難しいので、患部からずれた場所に貼ってしまうこともあります。

さらには、貼って歩いている間に自然とずれてしまうこともありますが、正常だった皮膚に剥がすタイプのケア用品が触れてしまうと、防御反応を示し、皮膚を厚くしてしまう可能性があります。すると、トラブルが拡大することになってしまうのです。

●「かかとの角質ケア」もやりすぎに注意!

かかとの角質を削りすぎている人も、とても多いです。

どこまでが不必要な角質なのかを素人が判断するのは難しいので、「ヒビをなくしたい」「もう少し」「あとひと削り」と思っているうちに削りすぎてしまうのでしょう。

ですが、**ヒリヒリするまでやるのはもってのほかです。**

では、削るのではなく角質を剥離させる効果のある液体の入ったビニールに足を入れて、数日後から皮膚がめくれてくるタイプがいいのかというと、そうではありません。

日々、衝撃を受けやすい場所や、タコやウオノメがある部分の皮膚は厚くなっています。しかし、土踏まずは皮膚が薄いですよね。液体が触れる場所のなかでも厚みが違うわけですから、剥離効果を求めたとしても、均等に必要な皮膚を残すことは難しいでしょう。

かかとの角質は、人によって状態が異なりますすし、「私の角質はひどそうだから、ケアの間隔を縮めたほうがよさそう」と感じることもあるかもしれません。説明書に「再度使用する場合は、最初の使用から1カ月以上空けること」と書かれていても、再度使用したくなる気持ちはよくわかります。

ですが、十分に時間を空けずにまた使うと、肌がもともと持っているバリア機能が奪われ、ダメージを受けてしまい、正常な皮膚が荒れたり状態を悪化させたりする原因になります。

一定期間を空けずに連続使用するのは、逆効果でしかなく、とても危険です。

説明書に従い、用法を守ってご使用ください。

夏も危険!?
足は1年中ダメージを受けている

冬には乾燥対策、春や秋にはゆらぎ肌対策、そして夏は紫外線や美白対策……といったように、顔まわりは季節を意識して丁寧にケアすることと思います。

たしかに、スキンケアといえばフェイシャルケアを指すのが一般的です。しかし、足も顔と同じように皮膚で包まれているにもかかわらず、日常的に足のケアをしている人は少数派です。

季節という意味では、冬になると足の乾燥を感じやすいのではないでしょうか。

実際、次のような調査結果も出ています。

Q

冬の時期は足の乾燥に悩まされますか？

酷く乾燥する　16・8%
乾燥しがち　52・7%
あまり乾燥しない　24・7%
潤っていると思う　5・8%

出所：在宅医療マッサージ株式会社が2020年に全国の20代～60代男女を対象に実施した「冬の乾燥によるストレス」に関する調査より

ただ、注意すべきは冬だけではありません。**特に見過ごされがちなのが、夏のダメージです。**

夏はそこまで乾燥する季節ではないため、保湿ケアを怠りがちな時期です。しかし、足の負担につながる要素はあちこちに転がっているのです。

まず注意したいのは、室内での冷えです。

冷気は重く、下にたまるもの。**顔や胴体で適温と感じる状態でも、足元はかなり冷えています。**

そのような場所にサンダルを履いて素足をさらしていると、血行不良のもと。足の血行が悪くなると、**足や爪にも栄養が届きにくくなってしまいます。**

冷房が効いている場所のみ靴下を着用したり、ひざ掛けを使ったりなどして、足を冷えから守りましょう。

逆に屋外では、熱気によるダメージを受けます。

夏にサンダルを脱ぎ、砂浜やプールサイドを素足で歩いたとき、あまりの熱さに驚愕した経験はありませんか？

夏の陽光に熱されたアスファルトやコンクリートは、火傷するほどの熱さになるのです。

靴を履いていれば大丈夫ということではありません。足は地面に近いため、地熱の影響を直に受けますので、想像以上にダメージを負っているのです。

ほかにも、暑いと汗をたくさんかきますね。汗をかいて皮膚が湿ると、**ホコリや汚れが付着しやすくなります。**

にもかかわらず、暑いからといって、家では湯船に浸からずシャワーのみ……。これでは、足はどんどん汚れる一方です。なかには、お風呂に入っているのに足の裏が黒いというケースもよくあります。

また、**足の甲を出すときは、日焼け止めをしっかり塗ってください。**

足の甲は、普段、靴下や靴で覆われているため柔肌《やわはだ》です。それを突然出して強烈な紫外線を浴びせると、皮膚が薄いので、日焼けによるトラブルが起きる場合があります。

サンダルのデザインがそのまま日焼けになることもありますし、後にシミになることもありますので、サンダルを履くときは日焼け止めクリームを忘れずに。

「足のアーチ」は小学校に上がるまでに作られる

足の裏には3つのアーチがあります。

もっとも有名なのは、「土踏まず」でしょう。足のアーチには「内側縦《ないそくたて》アーチ」「外側縦《がいそくたて》アーチ」「横アーチ」の3つがあり、このうち「内側縦アーチ」を一般的に「土踏まず」と呼びます。

足の裏のアーチは、体重を支えるだけでなく、歩くためにも必要なものです。

アーチがバネの役割を担っているからこそ、重心をスムーズに移動させたり、地面を蹴り出したりできるのです。

また、アーチにはクッションの役割もあり、着地した際の衝撃をやわらげたり分散させたりする機能を果たしています。扁平足《へんぺいそく》などアーチが低い、あるいは

【図1−3】

「内側縦アーチ」「外側縦アーチ」「横アーチ」とは？

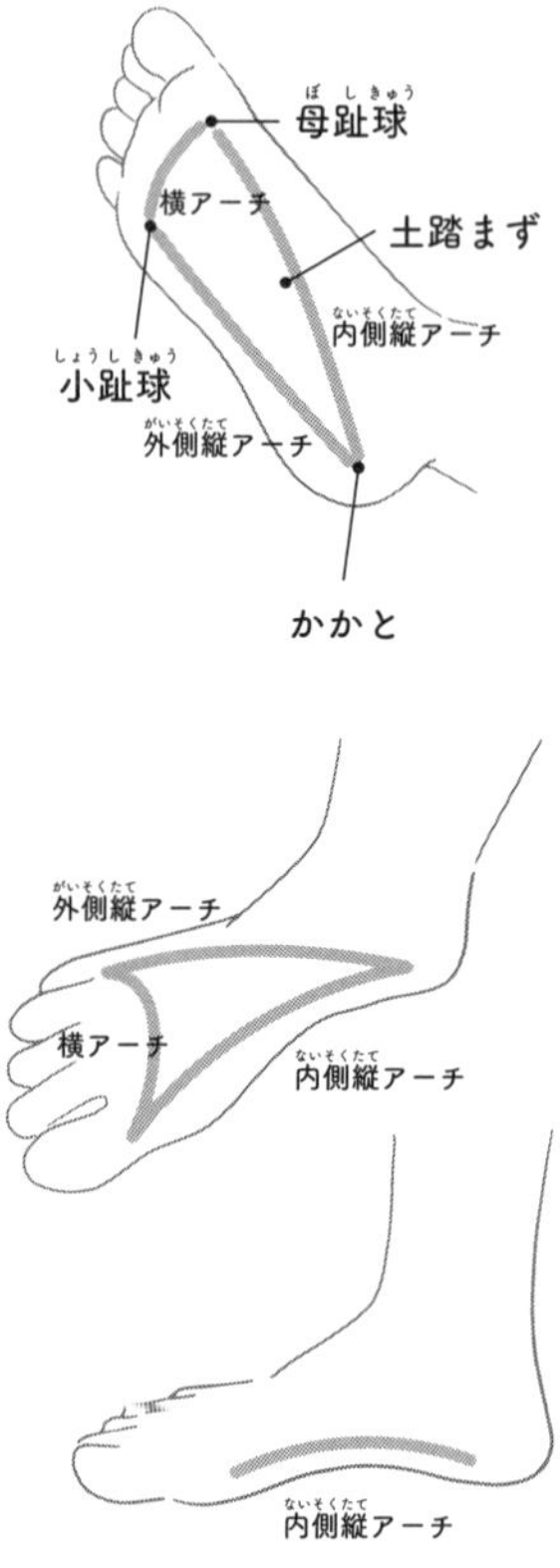

イラスト：KOGOME / PIXTA（ピクスタ）

アーチがないと、着地の衝撃が大きく、腰や膝などにダメージがもたらされ、足以外の部分にも支障が出てしまいます。

実はほとんどの人が知らないのですが、足のアーチは4～7歳までに完成し、それ以降は14歳頃には骨化が終了して、成人とほぼ同じように足を使えるようになります。

つまり、未就学児のときにどのような生活を送ったかが、足のアーチのカギといえるのです。

足のアーチを作るのにもっとも大事なのは、地面を指でつかむ動作です。だからこそ未就学児のうちは裸足で芝生や砂場など、やわらかく凸凹した場所で歩く機会を設けるといいといわれています。

逆に、床が固い場所では衝撃を受けるため、時間を決めるなどの注意が必要です。

足の裏には、メカノレセプターといって、足裏の感覚受容器がたくさん分布しています。足底にかかる圧力などを感知し、その情報が脳に送られることで、脳波はその情報を頼りにバランス調整などを行います。

この経験が運動能力や効率のよい筋肉の使い方などの発達につながります。とはいえ、ずっと裸足でいるわけにはいきませんので、**地面を指でつかむ動作を上手に活かすには、「靴選び」がとても重要になります。**

適切な選び方を知り、大切なお子さんの足をしっかり育てていきましょう。

靴は、小さいのはもちろん、大きくてもいけません。ゆとりがありすぎると、指の腹に力を入れることが難しくなるからです。

184ページでも、「爪」と「足」の観点から靴選びのポイントを紹介しているので、ぜひ参考にしてください。

春や夏にはサンダルを履かせたくなるものですが、サンダルでは足首を固定する面積が小さく、さらにゴム製のサンダルでは甲やかかとを抑える場所がほぼなく、中で指を反らせたり、指を折りたたんで甲を高く盛り上げたりして、足が不自然な状態になります。

脱ぎ履きしやすくてすぐに洗えるサンダルですが、「サンダルを履くのは、水遊びの数時間だけにする」といったルールを設けて、必要なときのみ使うようにしましょう。

足だけじゃない！爪にもアーチがある

爪がどのように作られているかを知っていますか？**爪は、実は皮膚の一部です。**皮膚の表皮がかたく変化する形で、爪は作られます。

なぜ爪が存在しているのかということは、おそらく考えたことのない人が大半でしょう。

「手の爪はアクセサリーのようなもの」という人もいるでしょうし、「足の爪はサンダルを履く時期だけキレイにする」など、美容やおしゃれの一環として認識している人はたくさんいると思います。

ですが、爪には重要な役割があるのです。

それは、「指先の力を受け止めること」。

そもそも人間が動作するには骨が必要ですが、骨は指先までは達していません。ですが、私たちは指先を器用に使えますね。それはすべて、爪が力を受け止めてくれているおかげなのです。

爪がなければ、私たちは物を持てず、道具を使って細かい作業をすることも、力を入れて歩くことも、勢いよく走り出すことも、つま先立ちでバランスをとることも難しくなります。

爪は1枚のプレートになっていますが、よく見ると、縦と横それぞれにアーチを描いていることがわかるはずです。

このアーチ状にカーブした爪を、やさしく押してみてください。ピンク色だったところが白くなり、カーブが少し緩み、やや平べったくなるでしょう。

まさにこれこそ、**力をしなやかに受け止め、弾き返す板バネの役割を果たしている証しです。**

爪はアーチ状になっているからこそ、私たちは日常のさまざまな動作をスムーズに行うことができるのです。

●巻き爪・反り爪になる理由と、深爪のデメリット

爪は、指先の力を受け止める役割を担っているがために、適度な力が加わることが前提で作られています。

適度な力が加わる動作をしたときに程よくカーブするようになっているので、爪にかかる力は小さすぎても大きすぎてもいけません。

爪に加わる力が小さすぎると、巻き爪になります。

あまり歩かない人、または歩いていてもきちんと指先で蹴り出せていない場合は、爪への圧が小さいために内側へ巻き込んでしまうのです。

一方、**爪に力が加わりすぎていると、反り爪になります。**

特に生まれたばかりの赤ちゃんは、爪がペラペラなのに手も足もぐっと力を入

れるので、反り爪になりがちです。

お子さんが反り爪になると、爪が剥がれないかと心配になるかもしれませんが、成長するにつれて爪に厚みが出てくると解消されることが多いので、反っている間はハサミでカットしたり、ヤスリをかけたりして、自分やお友だちに傷をつけないようこまめにお手入れしていれば、問題ありません。

爪がしっかりと力を受け止められるよう、大きさ、厚みともに適度な状態をキープすることも重要です。

特に、深爪はいけません。 深爪になると痛いだけでなく、爪が受け止めきれないために力が抜けてしまうこともあります。

深爪をしてしまった場合の対処法は133ページで解説しています。ぜひチェックしてみてください。

なぜ、爪には白い部分があるの？

爪には「爪の先」と「爪の根元」の2箇所に、白い部分があります。「なぜ、ここだけ白くなっているのだろう？」と疑問に思ったこともあるでしょう。

白くなっている理由は、「爪の先」と「爪の根元」で異なります。

●爪の先が白くなるのは、皮膚と離れるから

爪の先端は、皮膚と離れることで色が透明から白へと変色します。生体から離れることで、細胞としては死んでいる状態になります。

皮膚と密着しているピンクの部分は、皮膚から栄養や水分をもらうことができますが、いったん皮膚から離れてしまうと乾燥が始まり、そのために白く見えるのです。

「干からびている状態」と考えるとイメージしやすいかもしれませんね。皮膚から離れた白い部分は、切っても痛みを感じません。

皮膚とくっついている部分がピンク色に見えるのは、奥にある皮膚（真皮）の血流の色が透けて見えているからです。

その真皮には神経も血流もあるため、傷つけると痛みを感じるのです。

●爪の根元が白いのは、水分量が多いから

爪の根元の白い部分は、「爪半月《そうはんげつ》」といいます。

爪半月は、「爪母《そうぼ》」と呼ばれる爪を作る場所が一部見えている状態。水分量の多い部分が透けて白く見えているのです。

「爪半月は、手にはあるけれど足にはない」と困惑する方もいるかもしれませんが、不安にならなくて大丈夫です。皮膚に覆われているために見えていないだけで、爪母は足にもちゃんとあります。

根本に白いところがないと不健康だという話も耳にしますが、**爪半月が見えているかどうかと爪が健康かどうかは、関係ありません。**安心してください。

●どんな爪だと健康状態がよいの？

入院の際などに、看護師から「マニキュアをしないで来てください」と言われたことはありませんか？

これは、単純に爪になにも付いていない状態が好ましいということではなく、爪の奥の皮膚の状態を見たいがためにそう言っているのです。

なぜなら、**爪は透明のプレートのため、血流や酸素状態、脱水症状などの状態をチェックするのにうってつけだからです。**

透明なガラスとすりガラスとで見え方が違うように、皮膚を押すよりも爪を押したほうが、血流のよさはわかりやすいのです。

では、どんな爪がよい爪なのでしょうか。

それは、先端の白い部分とピンクの境目がくっきりとしていて、艶がある爪です。

全体的にくすんでいたり、白っぽかったり、表面が凸凹していたりする場合は、疾患がある可能性もあります。大きな全身性疾患が影響していることもありますので、日頃から爪をチェックしてみてください。

Column 1

フットケアでよくあるQ&A

Q.1 どうして巻き爪になるの？

巻き爪は、持って生まれて骨格や爪の形状など、体質的・遺伝的な要素も影響します。まったく爪のケアをしていないのに巻き爪にならない人がいれば、逆にちゃんとケアしていても巻き爪になる人もいます。

ただし、巻き爪の大きな原因は、指をきちんと使えていないことです。爪は、ぐっと押しつけられてバネの役割を果たしていると巻きませんが、必要なだけ力が加わっていないと巻いてしまうのです。

手の指先は、食事をするにも道具を使うにも物を持つにも、頻繁にしっかり使われているため、手は巻き爪になりづらいのですが、足は足先を意識して使うことが少なかったり靴に当たっていたりするため、巻き爪になりやすいです。

一番巻き爪になりやすい足の指は、母趾（親指）です。そのほかの小さな爪も巻き爪になりますが、母趾がしっかり使えるとほかの爪の巻きが開いてくることがあります。

指をきちんと使えていない理由はさまざまで、歩き方だけでなく、靴に問題がある場合もあります。

先端のとがっている靴やヒールの高い靴のように、つま先に負担がかかりすぎる靴、逆に合成樹脂で作った靴ゴム製のサンダルのように、ゆとりのある靴もよくありません。

また、歩く際に姿勢が悪いと、親指を使いにくくなるので注意してください。膝や腰が痛い場合は仕方ありませんが、**背筋を伸ばし、前を見て大股で歩くのがコツです。**ときには、そもそも歩きたりないということもあります。特にコロナ禍では、外出自粛が要請されたために、巻き爪で悩む方がたくさんいらっしゃいました。

Q.2 かかとはどうして荒れるの？

かかとにはクッション性があり、衝撃に強くなっています。そのクッションのおかげで膝や腰への衝撃を吸収しており、体重がかかると、そのクッションは「潰れては元に戻る」ように跳ね返すことを繰り返すのです。

かかとがガサガサに荒れるのは、皮脂膜がないことと、体内の水分不足や、外気の影響、歩くたびに皮膚が過剰に刺激されることで部分的に肥厚したり、乾燥したりするためです。

たとえば、買ってきたばかりの大福を上から潰すと、皮が伸びてあんこが漏れずに潰れますよね。一方、買ってきてから時間が経ってしまって皮が固くなった大福を潰してみると、ヒビが入り、あんこが出てきてしまいます。これがかかとのひび割れの原理と考えると、イメージしやすいと思います。

ただ、かかとの場合、タコやウオノメと違い、ガサガサしている角質を少しずつ落として保湿していると、お風呂でふやけたときに不要な角質が剥がれ落ちるようになり、ひび割れや白っぽくなることを防ぐこともできます。

Q.3 フットケアに行けば、1回の施術で治るの？

私たちのような足の専門店にいらっしゃるお客さまはみなさん、1回施術するだけで、「劇的に楽になった」と言ってお帰りになります。それまでの暗い顔は嘘のよう！　巻き爪やウオノメなど、強い痛みを感じるような状態であってもリセットしますので、**痛みとさよならできます。**

ただし、施術で対応できることは、そのときに表面化しているトラブルのみ。足のトラブルが生じた理由は人それぞれで異なり、元凶となっている生活習慣や足の環境を変えなければ、また同じトラブルが発生します。

私たちドクターネイル爪革命では、**施術だけでなく、生活習慣を見直すお手伝いもしています。**トラブルが生じた理由について解説し、きちんと足を使えているか、靴が合っているかなどをともに振り返り、複合的な要因から起こるトラブルの解消法をお客さまと一緒に考えます。要因が判明したら、具体的にどのように向かい合っていけばよいかをアドバイスしますので、**意識さえすれば、施術直後からよい習慣に変えることもできます。**

すべてはお客さまの健康のため。元気に歩き、健やかな毎日を笑顔で送るための一助になればと願っています。

Q.4 施術は痛くないの？

どの施術も、原因となっている部分

を解放するだけなので、**ほとんどの方が痛みを感じません。**ウオノメなどのように肥厚した表皮や角質、そして爪先の白い部分や、厚くなった爪の表面には、神経が通っていないのです。

もともと痛みがあった場所でも、なるべく痛みを感じないようにケアを進めますので、痛みを感じたとしても最小限に抑え、施術後はご来店時よりも劇的に楽になります。

また、皮膚を傷つけないため、ダウンタイム（修復期間）がなく、日々のパフォーマンスはすぐによくなります。

施術後は、同じ靴を履いてお帰りいただけますし、スポーツもお風呂も今まで通りの生活ができます。

Q.5 「病院」と「フットケアサロン」は、なにが違うの？

私たちフットケアサロンは足の専門家ですが、医師ではないため、診断はできません。しかし、安全で適切なケアをするうえで判断する必要があります。傷があったり、疾患の疑いがあったり、持病を抱えていらっしゃる方とお会いすることも多くありますが、その場合は医師の指示、指導に基づいてケアをしております。病院は嫌いだとおっしゃって来店される方もいらっしゃいますが、その線引きはしっかりしないといけません。

病院が行うのは傷や疾患に対する処置です。ウイルス性の場合や傷があるとき、または疾患の疑いがある場合は医療機関でないと対応できません。

一方、爪切りや角質ケアなど、疾患ではなく体が持つ機能的なものや、生活のなかでできてしまうものに関するトラブルは、私たちのようなフットケアサロンの担当範囲となります。

かたく盛り上がっている角質を削り、過剰に分厚くなった爪を薄くし、長くなった爪を整え、巻いている爪を適度な位置に調整するのは、足を専門とするフットケアサロンの得意とするところです。ですので、**私たちの役割は、日々の生活でため込んだ不具合をリセットすることといえるでしょう。**

なお、糖尿病を抱えている方や、抗凝固薬（血液をサラサラにする薬）を服用中の方にとっては、小さな傷でも命取りになりかねません。そのような状況下にある方々にとって、美容というジャンルに頼るのは、ためらうこともあると思います。

そこでドクターネイル爪革命は、足病医学会に参加し、足に関する医師や、地域の医療機関と連携をとり、糖尿病やリウマチなどを含む全身性疾患など、お客さまの体調に合わせて気をつけるべき点などの知識を蓄えた施術者が担当します。

もちろん出血をしないように進めますし、万が一大きな事故に発展したとして、賠償請求を受けるようなことになった場合も想定して、お客さまと施術者を守り、安心・安全でいられるための制度にスタッフ全員加入しています。そのため、万が一のときも、しかるべき対処をとれる体制が整っています。

ただし、先に述べたようにフットケアサロンは医療機関ではありませんから、ときには医療機関を頼ることも必要です。たとえば巻き爪（陥入爪）が悪化した場合などは、手術の可能性を含めて専門性の高い医療機関に相談したほうがいいでしょう。手術を嫌がり、痛みを抱えたまま、爪切りや矯正治療などの保存的療法を続ける方もたくさんいらっしゃいますが、巻き爪が悪化して炎症を起こすと、歩けなくなるほどの痛みが起こるおそれもあります。

Q.6 フットケアって いくらくらいなの？

ドクターネイル爪革命では、足にま

つわるあらゆるトラブルをリセットすることができます。ピンポイントでの施術のほか、全体的にケアをするトータルケアも用意しています。

爪切りのみであれば、3000円前後が相場です。問診・足湯・施術をしながら説明や解説を行い、保湿をして終了です。

肥厚爪や変形、タコやウオノメなどがある場合は6000円（税抜）から。状態により前後します。

巻き爪矯正は、装着する爪のケアを含めて、8000円（税抜）からです。

トータルフットケア（爪ケア・ウオノメ・タコ・角質・リフレクソロジー・足つぼなど）は、足全体を滑らかでよい状態にするコースで、1時間半から2時間程度で1万5000円（税抜）ほどです。

フットケアサロンに通う場合は、月1回のペースがほとんどですが、代謝や成長によって異なり、3カ月に1回のペースで通われる方もいらっしゃいます。もともと痛みが強い方などは、2回目に関しては2〜3週間後のご来店をおすすめする場合もあります。

トラブルが再発するたび、フットケ

アサロンに通わなければならないのが億劫だという人もいますが、ドクターネイル爪革命では施術をしながら、お客さまにも正しい知識をお伝えし、セルフケアができるようになり、ご自身でよい状態をキープできるようになったら卒業です。卒業されたお客さまもたくさんいらっしゃいますので、あきらめないでくださいね。

Q.7 フットケアを仕事にするには どうしたらいい？

私たちドクターネイル爪革命には、**シックネイルケアセラピスト・シックフットケアセラピストの養成講座**があります。

講座を受講し、座学と実技の試験に通ると、一般社団法人国際コ・メディカルアンドヘルスケア協会が発行する民間資格を得られます。資格があれば、**ドクターネイル爪革命に加盟し、開業できるようになります。**

現在、シックネイルケアセラピスト・シックフットケアセラピストは、それぞれ200名ほど。看護師・介護士・ネイリストとして活躍していた方、今までまったく人を触る仕事をされていなかったけれど、ご両親の介護がきっかけでこの仕事に興味を持った方、ご自身が悩まれていたことで辿り着いた方、お客さまとしてご来店いただいていたところから仲間になった方など、まったくの異業種（キックボクサー・パイロット・モデル・居酒屋経営）など多方面からご参加いただいています。

看護や介護の現場を経てこの仕事に就いた方は、病院や介護施設内では、「出血などのトラブルがあってはならない」と、自分が担当している患者さまや入居者さまの足の爪がひどいことになっていても、爪を切らせてもらえないところが多く、「なんとかしてあげたいけれど、してあげられない」というもどかしさを強く感じていらっしゃる方ばかりでした。そしてシックネイルケアセラピスト・シックフットケアセラピストの養成講座に出会い、ワクワクしながら受講していただいています。

職歴や保有資格の条件はありません。**足や爪についての知識がゼロでも、興味があれば資格は取れます。**

当養成講座では、医療と美容の線引きをしたうえでの専門知識を得て技術力を養うだけでなく、サロンワーク、接客接遇や電話対応についても学びます。他業界にいる方も、今までの経験を活かして活躍することができます。

今後、**フットケアの需要はますます高まる**と考えています。

少子高齢化の時代、足や爪の悩みがあっても、自分で対処できない人はどんどん増えるでしょう。フットケアの悩みを持つ人は、地域や年齢、場所を選ばず、どのようなところにもいらっしゃいます。

フットケアの仕事は、お客さまに喜んでもらえる点が最大のやりがいだと思います。

トラブルがリセットされ、痛みやお悩み、コンプレックスから解放されたお客さまの表情がガラリと晴れやかに変わるところを見るのは、なによりの喜びであり、私たちは、いつもお客さまから元気をいただいています。

誰かのためになること、誰かに喜ばれる仕事をしたいという気持ちがあれば、この仕事はとっても向いていると思います。興味のある方は、ぜひ学んでみませんか？

2.

爪・足を健康に、
美しくするのは
「マインド」から！

MIRACULOUS
FOOT CARE PROGRAM

「足の痛み」を放置するのは、絶対NG！

私たちは、2019年に「足のトラブルを抱えたときの対処法」について調査しました。その結果、なんと「なにもしていない」と答えた方が34％もいたのです。

実に**3人に1人の方が、足のトラブルを放置しているわけです。**ときとしてどんどん悪化するおそれがあることを知らないのでしょう。これは、由々しき事態だと感じました。

忙しい毎日を過ごしていると、靴が窮屈で指先がジンジンしても「そのうち痛くなくなるかな」、かかとのガサガサに気づいても「季節が変わればおさまるかな」と思いたくなる気持ちも、わからなくはありません。

ですが、私たちは実際に放置したことによって、さらに深刻なトラブルになった事例をたくさん見てきています。

爪が肥厚する（＝分厚くなる）と、初期のうちはマニキュアで隠せることもあるので、「少し見た目は悪いけれど大丈夫」と思うかもしれません。

ですが、しだいに厚みが増すと、**カタツムリがのっているような形状**や、**ヒツジの角のような形（爪甲鉤彎症《そうこうこうわんしょう》）になることもあります。**

そうなると見た目が気になり、サンダルは履けなくなるでしょう。靴も、それまで履いていたものでは爪が当たって、窮屈で痛みを伴う場合もあり、歩けなくなることがあります。

同じく巻き爪も、放置するのはとても危険です。**巻き爪を悪化させ、化膿してしまうと、爪母にダメージを受けることがあります。すると、爪が凸凹したり正常に作られなくなる場合もあります。**

もし爪がなくなってしまうと、どうなると思いますか？　皮膚の上に爪ではないプレートをのせても、力を受け止めることはできません。

つまり、爪がまったくなければ、体は爪の代わりを作れませんし、人工的に爪の代わりをしてくれるものもないので指に力を入れられず、歩くことやバランスをとることが困難になるのです。

巻き爪の痛みをかばいながら生活すると、膝や腰への負担が大きくなったり、巻きが強くなってしまったりすることもあります。最初は爪が食い込んで痛かっただけのことが、皮膚を傷つけ悪化の一途を辿るパターンが多いです。

また、タコやウオノメができ、痛みを感じたときも放置してはいけません。たとえば、右足の裏にタコやウオノメがあり体重をかけるたびに痛むようだと、右足をかばうために左足に重心をかけるようになります。そうすると左足の裏に圧がかかりすぎますので、今度は左足にタコやウオノメができてしまうのです。

両足が痛んでも「じきに治る」と思い放っておくと、今度は重心を後ろに倒すようになり、姿勢が悪くなって腰痛・肩こり・かかとがガサガサになるなど、トラブルが連鎖していきます。

足の痛みが原因で正しい歩き方ができない状態では、足のトラブルはどんどん増える一方です。

体がゆがむ原因にもなりますので、トラブルは足から体へと拡大していくことを知っておいていただきたいと思います。

そもそも、歩く際に痛みを感じると、転びやすくなります。転ぶのが怖くなって歩くのを控えるようになると、今度は筋力が落ちます。筋力を回復させるのは、それこそ容易ではありません。

足の痛みは、最初は小さく感じても、どんどん負の連鎖を生みます。わずかな痛みも軽視してはいけません。

現状を知って対処しなければ、日々のパフォーマンスが激しく落ちる、この事実を忘れないでください。

「痛くなければ大丈夫」は間違い！

「痛みが出たときだけ対処すればいい」というわけではありません。**今このときは平気でも、予備軍が存在している場合があるからです。**

予備軍をケアしなければ、いずれ痛み出すのは時間の問題なのです。

トラブルの兆候がもっともわかりやすいのは、巻き爪でしょう。「普段、履かない靴を履いたら痛かった」というのも、兆候のひとつです。

少しでも痛みや違和感があったら、トラブルがひそんでいる可能性があります。

大切なことなので繰り返しますが、**一瞬の痛みや違和感でも、軽視してはいけません。**

特にタコは、そこまで重症でない限り、痛みを生じません。かたい皮膚とやわらかい皮膚が長時間擦れて痛がゆく感じるのは、ひどくなっている証しです。痛みがないからといって放っておくと、ヒビが入ることもあるので注意しましょう。

特定の箇所がかたい・厚い・黄色いと感じたら、痛みがなくてもケアをおすすめします。

●早期に対処すると、時間と金銭面でメリットあり

「痛みがないうちは、なにも困らない」「痛みがないのに、フットケアをするのはなんのため？」と思うかもしれませんね。

早く対処することの**一番のメリットは、最小限の施術で済むこと**です。

必要な施術が少ないほど、時間はもちろん金銭面の負担も少なくなります。

●足のトラブルの予備軍は見つけにくい

ただ、**痛みがない状態で、足のトラブルの予備軍を自分で見つけるのは難しいでしょう。**

一番よいのは、私たちのような足の専門家を定期的に訪れ、自分の足の現状を把握することです。現役医師を対象にした調査結果からも、**足は定期的なケアをもっとも必要とする部位**であることがわかります。

専門家の目でチェックしてもらうと、トラブルの予備軍を発見できるだけでなく、足の使い方や、セルフケアの方法も教えてもらえますので、日常生活を見直すきっかけにもなるでしょう。

【図2－1】

フットケアの実態

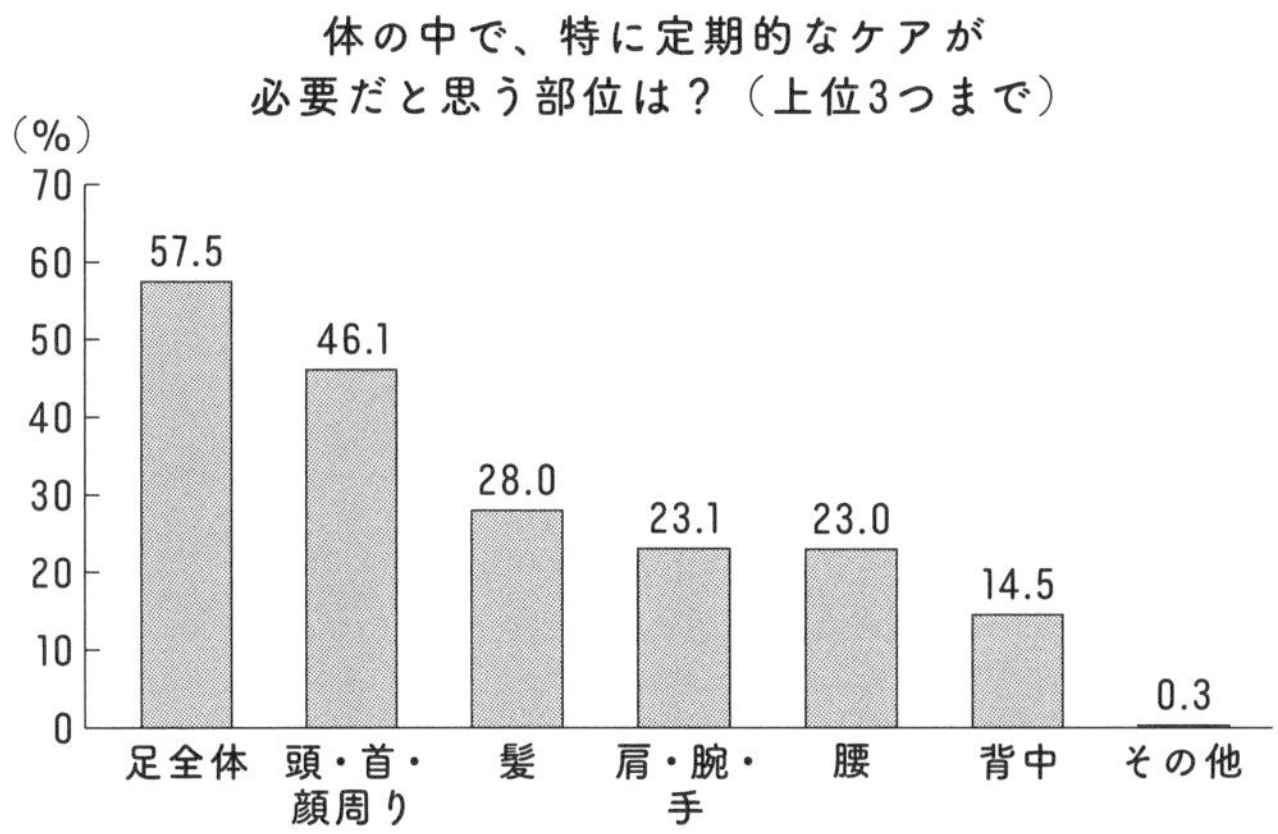

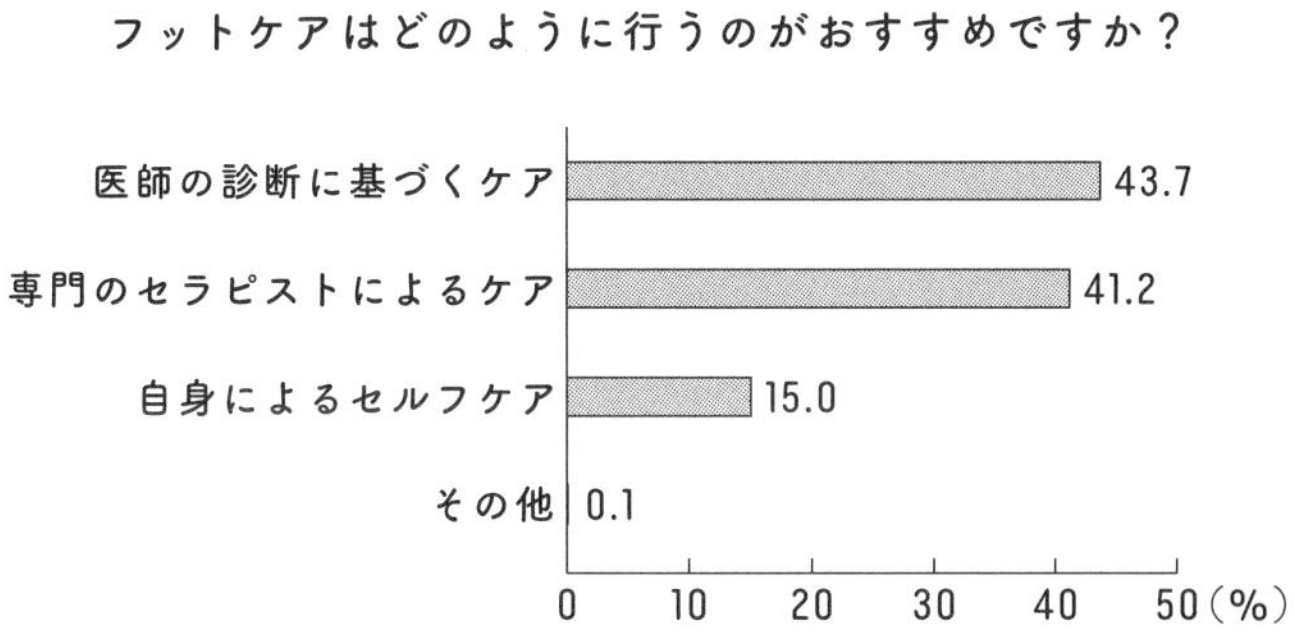

出所：ゼネラルリサーチ「『日本のフットケアの今後』に関する調査」（2022年11月実施）をもとに作成

足にトラブルがないかを確認しない、そして足の痛みがあってもつい放置してしまう……。こうした状況になっているそもそもの原因は、日本人が足に対してあまりいい印象を持っていないからだと思います。

足にまつわる「よくないイメージ」を払拭しよう！

私たちの独自の調査でも、「自分以外の他人に足を見られることを恥ずかしく思うことはありますか？」との質問に対し、半数近くの方が「はい」と答えました。

足のトラブルの有無に限らず、「足を他人に見せるのは恥ずかしいこと」というイメージが根づいているのでしょう。

日本人が足に対してよいイメージを持っていないのは、現代に限ったことではないようです。

その証拠に、足や爪に関する慣用表現を思い浮かべると、出てくるのは次のようによくないイメージのものも多くあります。

Ex.

・足蹴にする
・足元を見る
・足をすくわれる
・足を引っ張る
・爪に火をともす
・小爪を拾う　など

幼少期に親から受けた「足癖の教育」の影響も大きいと考えています。

みなさんも小さい頃、テーブルに足をのせたら、ご両親から「汚いからやめなさい」と言われませんでしたか？

足を他人に向ければ「失礼だ」と教わり、足で物を寄せれば「行儀が悪い」と言われるのが一般的だと思います。

日本では、おそらく数百年、あるいは千年以上も昔から、足は恥ずかしい対象、疎まれる対象とされてきたのでしょうね。


私たちのお店に来られたお客さまも、足を見ようとすると「汚い足でごめんなさいね」と恥ずかしそうに言う方が多いです。

手を見せるときに謝る人は、まずいませんよね。足だから、「恥ずかしい」「申し訳ない」という気持ちになるのです。

日本人は、「室内で靴を脱ぐ文化」が育まれたため、足の汚れが気になるようになり、結果としてよくないイメージが定着したのかもしれません。


ですが、私たちはもちろん、お客さまの足を「恥ずかしい」「汚い」とは思っていませんし、むしろ「トラブルを解消したい」「長年のお悩みに寄り添いたい」「より快適に過ごしてほしい」という気持ちしかありません。歯医者に行って口を開けるのと同じように考えていただければいいと思います。

長年悩み、人に見られないように、ひた隠しにしてきた足を見せるのは、とても恥ずかしく感じる気持ちはよく理解できます。

でも、**あまり気にせず、足のお悩みをぶつけに来てください。**喜んで相談にのりますし、笑顔で帰っていただけるよう尽力いたします。

まずは、足を意識することから始めよう！

手は、料理をするときやパソコンを使うときなど、自然と目に入る機会が多いものですが、足を気にするのは靴下を脱ぎ履きするときと、風呂で洗うときぐらいではないでしょうか。

足をなにかにぶつけたとき、声が出ないほど痛いですし、ときには思わず舌打ちをしてしまうこともあると思いますが、痛みがおさまればぶつけたことすら忘れてしまい、何事もなかったように生活を続けることがほとんどだと思います。

ですが、**足は歩くため、そして健康な毎日を過ごすために大事な部位なので、もっともっと愛着を持ってほしい**と願っています。

「足に愛着って、どういうこと？」と思われるかもしれませんが、顔にニキビができたら気になりますよね。「跡が残ったらどうしよう」「シミになったらどうしよう」と不安に思うのと同じくらいに考えてもらえたら嬉しいです。

●足の裏を素手で触ろう！

足に愛着を持つための第一歩は、「意識を向けること」。ただ、「足をもっと意識しよう」と言われても、具体的になにをすればよいのかがわからず、戸惑う人もいるでしょう。

そこでおすすめなのが、**「毎日、足を触る」を習慣づけることです。**

足には雑菌が付いているので、「汚くないかな」「手が臭くなりそう」と心配になるかもしれません。であれば、**入浴中やお風呂上がりだと、触りやすいのではないでしょうか。**

湯船にしっかり浸かることで角質がふやけ、雑菌も汚れも垢と一緒に落ち、抵抗感なく触れるはずです。

●足のトラブルを見つけるコツ

足の裏をかかとから指先までくまなく触り、かたいところやザラついているところがないか、引っかかりの有無をチェックしてください。皮膚がしなやかかどうかを確認するには、つまむのもいいでしょう。

このとき、**指の間やかかとの外側は忘れがちなので、より意識して触るようにしてください。**

かたいところがあったら、できれば目視しましょう。目で見ると、どの程度の厚みになっているかが具体的にわかります。

皮膚は厚くなると、通常、黄色くなります。

乾燥している場合は白または白茶になるので、色を見て、厚くなっているだけなのか、乾燥を伴っているのかを判断してください。1箇所が際立って黄色い場合は、タコになっています。

巻き爪になりそうかどうかは、爪とまわりのお肉の状態で判断します。爪の左右の縁が水平に近ければ問題ありませんが、真下や内側を向いていると巻き爪です。

なお、巻き爪は片側のみの場合もありますので、接触している脇のお肉がパンパンに膨れていないかどうかを目安に、しっかり確認してください。

トラブルの予備軍を発見すると、ウズウズしてくるでしょう。人はトラブルを見つけると、痛みはなくとも「なにかすべきかな」と考えたり、日常のふとしたときに「悪化していないかな」と気になったりするものです。

ウズウズして、普段から足を意識するようになればしめたもの!自然と歩き方や靴を見直すようにもなりますし、定期的に変化していないか経過を見たくなります。これが自分の足に意識を向け、現状を把握する行為になります。

足を好きになろう！

私たちのフットケアサロンには、老若男女さまざまな方がいらっしゃいます。

なかでも、際立って印象に残っているお客さまとのエピソードを紹介しましょう。


そのお客さまは、ご年配の女性の方でした。いつも自分のことは二の次、三の次というような形で、常に家族や周りの人たちを優先して一生懸命に生きてきたのだそうです。

来店されたのは、足が肥厚爪になり変形し、痛みが出てからでした。爪は皮膚に食い込むような状態になっていて、日々頑張っていることを物語っていました。

私は、「お客さまがストレスなく、好きなだけ人生を楽しみ続けられるように」

と心を込めて施術し、「いろんなことを頑張った足ですね。お客さまを支えてきた足だって伝わってきます」と語りかけました。

すると、お客さまが突然、涙を流されたのです。

施術が痛いということはないだろうと思い、私は、「なにか気に障ることを言ってしまったか」とそわそわした気持ちになりました。

足のトラブルをリセットし、笑顔になってもらうことが私たちの役目ですから、泣かせてしまうのはあってはならないことです。

お客さまが少し落ち着かれたので、「いかがなさいましたか……?」とおろおろと尋ねる私に、**「足への感謝の気持ちが湧いてきました。しかも、こんなに足を大切にしてもらうことなんてなかったので、すごく嬉しくて」**と話されたのです。

家族や他人に尽くせたのは、自分自身の心と体が健康だったおかげ。
心が健康でいられるのは、自分のしたいように歩かせてくれる足のおかげ。
体の健康を支えているのも、頑張って歩いてくれる足のおかげ――。

そんな足をいかに粗末に扱っていたのかを振り返って、心が痛むような温まるような、不思議な感覚になったそうです。

あなたは、自分の足が好きですか？

「突然なに？　どうしたの？」と感じるかもしれませんし、ほとんどの方は「足についてはなんとも思っていない」と答えるのではないかと思います。

そもそも足を好きかどうかなんて、考えたことすらないですよね。

ですが、**トラブルのない健やかな足というのは、自分らしい生活を送るために欠かせないものなのです。**

トイレに行くにも働くためにも足は必要ですし、足があるからこそ旅行だって楽しめるし、欲しいものを買いに行けるのです。

足を触る際には、ぜひこのエピソードを思い出していただけたらと思います。自然と、足への感謝の気持ちが湧いてくるでしょう。

足に「ありがとう」と念じるたびに愛着が生まれ、先ほどの問いにも**「私は、自分の足が好き！　大切！」**と迷いなく答えられるようになるはずです。

足がコンプレックスになっていませんか？

足にトラブルがあると、「私の足は他人よりも見た目が悪い」「足を人前に出すなんて、恥ずかしい」と思い、素足にならないように気をつけるようになります。

素足にならないというのは、ささいなことのように感じるかもしれませんが、それによって、どれだけ楽しみの幅が狭くなり、人生の楽しみが減ることになるか想像できるでしょうか。

人生で、裸足になる機会は想像以上に多いのです。

Ex.

・サンダルを履く
・海やプールで泳ぐ
・温泉に入る

―――・ヨガなどのレッスンを受ける―――

「そこまで重要じゃない」と思いましたか？

あるいは、「行かなければいい」「興味がないからなくてもストレスにならない」と思いましたか？

では、想像してみてください。

暑い日に、靴下と靴で1日中過ごすのは、蒸れるし臭うし、ヌルつくしベタつくし、とても不快ではないでしょうか。

足を覆うタイプのサンダルもありますが、たまたま入った飲食店で靴を脱ぐタイプの小上がり席に案内される場合だってあります。

別の店に替えることもできるかもしれません。でも、友だちや家族と一緒のときに「裸足になるのが嫌だから」という理由は、あまりに自分勝手なようで言い出しにくいですよね。

子育て中の方は、子どもに「海に行きたい」「プールへ連れて行って」と言われることもあるでしょう。

「自分の足が汚いから」という理由で連れて行かないと、「子どもの成長や経験の機会を逃しているかもしれない」と不安になるかもしれません。子どもの可能性は、どこで花開くかわからないですし、せっかくの夏の思い出が曇りかねないのです。

足のことは我慢して、思い切って連れて行っても、「お母さんの足って、なんで変なの?」と興味津々に大声で聞かれて注目を浴びてしまったら……。子どもには悪気がなくても、「一生人前で足を出すものか!」と思ってしまいそうです。

さらには、汚いものを見るような目をされたら、恥ずかしくて申し訳なくて、家の中でも靴下を脱げなくなりますよね。

実際、「会社の健康診断で靴下を脱がなければならないので、なんとかしてほしい」と、私たちのお店へ来られた方もいました。

健康診断の内容をパッと思い浮かべてみると、足の爪や足裏を診るようなことはなさそうですが、実際は体重測定や身長計測のときには靴下を脱がなくてはならないし、検診スタッフや周りの人たちの目に入ったらと思うだけで、指を曲げたり足裏を見せないように歩いたりしてしまいそうですよね。

さまざまな場面で足を隠しているうちに、自然と外出先を選んでしまったり、履きたい靴を控えたりするようになってしまうのです。

旅行やおしゃれを避けるだけでなく、ときには日用品や食材の買い出しでさえ億劫に感じてしまいます。

足のトラブルを口実にやりたいことを抑えていると、マインドはどんどんネガティブな方向へ向かってしまうのです。

つまり、**たかが足の小さなコンプレックスが、人生さえも変えてしまう、**そういっても過言ではありません。

「若ければトラブルはない」という考えは捨てる

先に「足のトラブルは、代謝が悪くなることでいっそう生まれやすくなる」とお伝えしましたが、**若ければ安心ということではありません。**

私たちは未就学児も施術したことがありますし、10代でトラブルを抱えている方もたくさんいます。

●巻き爪になったら靴をチェック！

未就学児でもっとも多いのは、巻き爪です。私たちのお店には、爪を見てほしいとお母さんが1歳の子を連れて一緒に来たこともあります。

未就学児の巻き爪は、切り方で対処できる場合がほとんどですが、靴のサイズを見直すのがとても大事！　子どもの足はどんどん大きくなりますので、3〜4カ月に1回は見直してください。

そもそも靴がきついという感覚がわからず、サイズアウトしていることに気づかないこともあります。

また、子どもはお気に入りの靴があると、少しきつくても「ぴったりだよ」と言って履き続けたがることもあるでしょう。

サイズが合っているかは、親が確認するようにしてください。

「履き潰すまで履く」は絶対にいけません。親がサイズの管理を行い、小さくなった靴は履かせないのが鉄則です。

逆に、「足がすぐに大きくなるから」と、未来のサイズに合わせて大きい靴を買って履かせる方がいるようですが、**大きすぎる靴も足のトラブルのもとになります。**

余計なところが当たったり、変な踏ん張り方をしてしまったり……。そのような状態では、骨がまだやわらかい子どもの足は健やかに育ちません。

大きすぎず小さすぎず、常に足に合ったサイズであるように心がけましょう。

●10代の足のトラブルは、習いごとで生じる場合が多い

いろいろな習いごとや部活が増えたこの時代、若いうちからタコやウオノメに悩まされる子どもが増えてきています。

フィギュアスケートやダンス、バレエなどのつま先にぐっと圧がかかったり、専用の靴がある習いごとは、足と爪の成長の観点ではおすすめできません。足は高校を卒業するまで成長しますし、中学までは、まだ骨がしっかり硬くなっていない分、変形しやすいため、子どもは足への負担が必要以上にかからない環境で過ごすのがベストだと考えています。

それでも、子どもの希望で習いごとをしている場合は、子どもの意思を尊重したいのが親心。どうしても続ける場合は、タコやウオノメができていないか、爪

の状態が問題ないか、常日頃から足を確認するようにしてください。

子どもは面倒くさがったり、忘れたりすることもありますし、学業に習いごとに遊びになどと忙しいと、自分の体の確認は痛くなってから、となる場合が多いでしょう。

思春期の多感な時期である10代ですが、たとえ反抗期が来たとしても、足は親の確認が必要といえます。

足を通じて家族のコミュニケーションがとれるような時代になると、私たちは嬉しいです。

あきらめちゃダメ！
どんな足でもキレイになる！

私たちは足の専門家として、これまで70万人以上の足、そしてさまざまなタイプのトラブルを見てきました。

足のトラブルがひどい状態であるほど、「よくなるわけがないだろう」と思いたくなる気持ちは、とてもよくわかります。

トラブルが長引いているほど、「どうして、こんな足に生まれてきてしまったのだろう」と落胆するでしょうし、ときには「足を切って取り替えたい」と切に願う方にもお会いしたことがあります。

ですが、断言します。

どんな足でもキレイになります。

あきらめなければ、生まれ変わったようにキ

レイな足になれるのです。

足のトラブルには、すべて理由があります。

巻き爪は、爪が力を受け止める役割を全うしようとしている証し。肥厚爪は新しい爪を作ろうとしている証し。タコやウオノメ、そしてかかとの肥厚は、でき始めた当初は刺激から皮膚を守ろうとしている証しなのです。

どのトラブルも、足の細胞が、今の体に合った状態にしようと動いているからこそ生じるものなのです。

足が頑張っているのですから、なぜトラブルが生まれてしまったのか、どうすれば改善できるのかを考えもせず、あきらめるのはもったいないです。

考え方によっては、**足のトラブルをなくすのは、ダイエットよりも簡単**だと思います。

ダイエットは、「運動をし続けなければならない」「食べるのを控えなければやせない」など、長期スパンでの制約ばかりでしょう。

一方、足のトラブルは、一度の施術で不快の素となっているものはリセットされます。たった1時間前後の施術でトラブルが消え、心が晴れるのです。

その後、生活を変えなければ同じことが繰り返されてしまいますが、同じ習慣を続けていても、一定期間は痛みやストレスのない、よい状態がキープされますし、定期的なケアでトラブルと上手に付き合っていくこともできます。

きちんと対処すれば、そこまで大変な思いをせずとも、足のトラブルともストレスともさよならできるのです。

本書では、正しい歩き方や、足・爪のメンテナンス法も紹介していますが、なにより大事なのはストレスフリーでいることだと考えています。

なぜなら、心臓も細胞も休むことなく動いてくれているため、心が疲れていると体に影響が出ます。普段から忙しくしていらっしゃるみなさまの生活に、「あれしなきゃ」「これしなきゃ」と習慣を増やすことで負担をかけるのは、なるべく避けたいと思っています。

もちろん、正しい歩き方も足・爪のメンテナンスも大切です。けれど、それによってストレスがたまってては、気持ちが後ろ向きになり、わかってはいるのに達成できなかった自分を責めてしまい、あきらめたくなるかもしれません。

気持ちがポジティブであれば、よくなりたいと思うものですし、「セルフケアをしてみようかな」「専門家を頼ろうかな」と考えるはずです。

そもそも、行動すれば血流はよくなりますし、元気に美味しく食事をとれば栄養がとれ、足や爪が喜びます。

足や爪には、睡眠も大切です。不安なくぐっすり眠ると体に力がみなぎります。その力は体の細胞を元気にします。

もしあきらめそうになったら、私たち専門家へお気軽にご相談ください。一度いらして、足を見せていただき、あなたのためだけのアドバイスをさせてください。「お客さまの気持ちを元気にしたい」「前向きにしたい」と考えるスタッフが心を込めてお迎えします。

3.

「健康爪」を取り戻す10の方法

MIRACULOUS
FOOT CARE PROGRAM

健康爪の基本は「規則正しい生活」！

「足の爪、見た目が悪くて自信ないんです……」といったお悩みを持つ女性は、本当にたくさんいらっしゃいます。

そこで本章では、すぐに実践できる「健康的な爪を取り戻すための方法」を解説していきます。

まず知っていただきたいのは、「爪の構造」。爪は、**背爪《はいそう》（上層部）・中間爪《ちゅうかんそう》（中層部）・腹爪《ふくそう》（下層部）の三層構造**になっていて、最初に背爪が作られ、次に中間爪、最後に腹爪の順に作られます。**爪は先端に達するまで、時間をかけて層を築いていきます。**したがって、爪母で背爪が生まれるときだけでなく、伸びている間も栄養が必要。栄養が不足すると十分な厚みになりませんし、伸びるのも時間がかかってしまいます。

具体的にどのくらいで生え変わるかというと、**手は約6カ月、足は約12カ月**といわれています。たとえば血豆《ちまめ》ができると、消えるまでにそれだけ時間がかかるということです。ほかにも物を落としたり、踏まれたなどの外傷があったりすると、それ以上かかることもあります。

速く伸ばすというよりも、爪が健やかに育つ環境を、毎日コツコツと整え続けることが大事です。

●健康爪に必要なのは、たっぷりの睡眠と栄養！

大前提として、健康爪に必要なのは、規則正しい生活です。

具体的には、**たっぷり寝て、バランスのよい食事をとることが大事です。**

「爪が、睡眠と栄養で変わるとは思えない！」と感じる方もいるかもしれませんね。けれど、睡眠や栄養が不足していると、爪の生成が鈍くなり、艶がなくなったりザラザラしたりします。

栄養を運ぶための血流もとても大切なので、冷えも大敵です。

爪が知らないうちに凹んでいた場合、その爪が作られた時期に体調不良や生活に変化があったり、ストレスが過剰に加わったりしたのではないかといわれるほどなのです。

凹んだ爪は、伸びて切るまで残ります。マニキュアでは隠せないですし、凹ませないことが大切です。

ということは、**ストレスなく、美味しいものをバランスよく食べて、しっかり質のよい睡眠をとり、自分を大切に甘やかすことが、爪にとっても肌にとってもよいことなのです。**

爪によい栄養は、たんぱく質です。爪の主成分はケラチンというたんぱく質です。爪の弾力を高めてしなやかな爪にするには、「植物性たんぱく質」。そしてミネラル類とビタミン類も必要です。割れにくく丈夫な爪にするには「動物性たんぱく質」。亜鉛や鉄などのミネラル類も大切で、亜鉛は不足すると爪がもろくなりかけやすくなり、横線が入ったり、パッキンの役割をしている甘皮部分がきちんと作られず炎症を起こしやすくなったりします。鉄分が不足すると、爪が反ったり、二枚爪になったりしてしまいます。

そしてケラチンを形成するのに必要な物はビタミンA、細胞活性化させるために発育を促すのに必要なビタミンB群、女性には嬉しいコラーゲン生成にも必要な鉄分の吸収をよくするためのビタミンC。血行をよくしてツヤのある爪を作るビタミンE――ここを抑えておくと、健康的な爪を作っていけるでしょう。

Point

・植物性たんぱく質
豆、大豆製品、穀物、アスパラ、ブロッコリー、アボカド、バナナなど

・動物性たんぱく質
肉類、魚介、乳製品、卵など

そして健康爪になりたいのなら、過度なダイエットや食事制限は絶対にNG！
単品ダイエットや油抜きダイエットなど、**栄養の偏るダイエット法も避けてくだ**

さい。

また、爪は睡眠や栄養に加えて、**体調やメンタルにも影響されます。**元気に、そして幸せを感じながら毎日過ごすこと――どこでも聞かれるような「リラックスしたストレスのない素敵な日常生活」こそ、健康爪を育む大きなコツであることを覚えておいてください。

爪の汚れを取るのに「爪楊枝」はNG

爪楊枝は、歯の隙間に詰まったものを取るときや、食べるときに刺して使うものです。「爪と皮膚の間の汚れを取りやすいように」作られたものではありません。

爪楊枝の「爪」は、「爪先の代わりに使うもの」の意味。爪先のように、狭いところに届くという便利さを表現したにすぎません。

実際、勘違いしているかどうかにかかわらず、爪まわりの汚れを取るのに爪楊枝を使っている人はとてもたくさんいます。

特に足の爪は見えにくいですし、手も利き手の爪は汚れを取りにくいので、身近なところに爪楊枝があるときは、さっと使って対処してしまいたくなりますよね。

ですが、爪の汚れを取るのに爪楊枝を使ってはいけません。**爪楊枝は、爪と皮膚の間を触るには太すぎるのです。**太いもので爪と皮膚の間をグリグリゴシゴシとこすると爪が傷ついたり、爪と皮膚を無理やり離したりしてしまうこともあります。

力の入れ加減や押す向きがよくないと、逆に汚れが奥にぐっと押し込まれ、取れなくなってしまいます。汚れが奥に詰まっているのは気持ち悪いでしょうし、痛みの原因となることもあります。雑菌が繁殖し異臭のもとになることもあるでしょう。

また、**折れる可能性があるのも、爪楊枝をおすすめできない理由です。**爪と皮膚の間で爪楊枝の先が折れると、それこそ取るのに苦労します。**気づかぬうちに、木くずが残っていることがあるかもしれません。**

●爪まわりの汚れを取る方法

では、爪の中に入った汚れは、どのように取ればよいのでしょうか。

まずは、ぬるま湯やお湯で、爪まわりをしっかりふやかしましょう。ふやかすことで汚れがやわらかくなり、取るときの皮膚や爪へのダメージを減らすことができます。

面倒に感じる方は、お風呂あがりに行うと楽だと思います。

爪まわりの皮膚の汚れ（垢）などがやわらかくなったら、やさしく汚れを取ります。

汚れを取る道具はいろいろあります。市販されている足用のブラシも使えますし、ネイルブラシでもいいでしょう。

ただし、**毛足が長いものを選ぶようにしてください。**理由は、「力を入れても皮膚を傷つける心配がない」ことと、「奥まで入り込んでくれるから」です。

また、足の爪の汚れを取るには、柄の長いタイプのほうが使いやすいと思います。

私たちがよくおすすめしているのは、使い古しの歯ブラシです。わざわざ足専用のブラシを買ったのに使わないのではもったいないですし、まずは家にあるもので始めてみると、気楽に始められるのではないでしょうか。

みなさんの自宅にも、1本か2本はあると思いますが、毛先が広がり使えなくなった歯ブラシで問題ありません。

小回りが効きますし手になじみやすく、柄が長く足に届きやすいため、意外と使い心地がいいですよ。ぜひお試しください。

習慣ができたら、専用のブラシを買うと、より効果を感じられると思います。

「正しい爪の切り方」をマスターしよう！

「正しい爪の切り方」というと、あたかも「切ることが前提」のように見えますが、大原則として、**爪は「切る」のではなく「削る」のがベストです。**

なぜなら、**切ると爪に負担がかかるから。**こまめにヤスリをかければ、爪を切らずに済みます。

とはいえ、爪は手足を合わせると20枚もありますから、忙しい毎日を送っていると、頻繁にヤスリをかけるのは難しいでしょう。「ヤスリだと削れる量も少ないから、時間がかかるし面倒くさい」と思う方もいるかもしれませんね。

そういった方は、次に紹介する正しい方法で爪を切るようにしてください。

【図3－1】

爪切りの種類

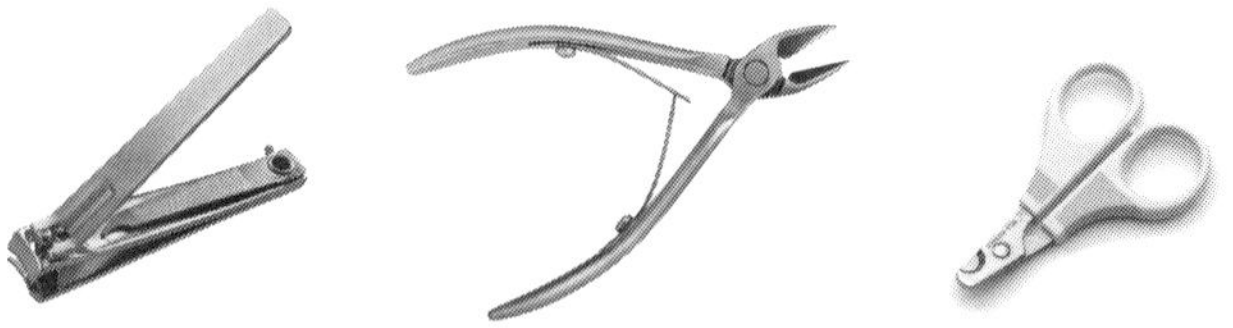

写真：romiri、HiroS_photo / PIXTA（ピクスタ）

●爪切りは「グリップ型の直線刃」がおすすめ

まず大切なのが「爪切り選び」です。**爪切りには、グリップ型・ニッパー型・ハサミ型の3種類があります。**

もっとも爪にやさしいのはニッパー型なのですが、ニッパー型の爪切りは自分の爪を切るには不向きです。刃の角度を調整するのも難しいですし、力の加減も簡単ではないからです。

そこで普段使いとして、おすすめしたいのが「グリップ型」。多くのグリップ型が曲線刃になっていますが、**できれば「直線刃」を使いましょう。**

【図3－2】

正しい爪の切り方は？

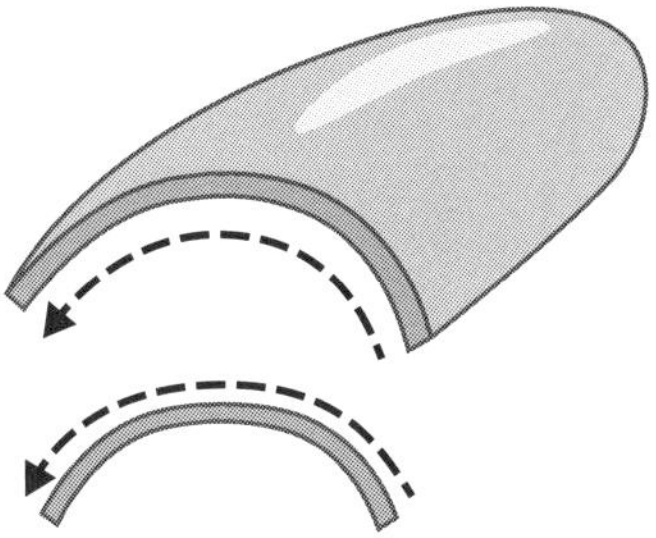

爪のアーチに合わせて点線をつなぐように
1mm幅ですこしずつ切れば、爪をしならせず、
余計な負担をかけずに切ることができる

曲線刃の場合、「このくらいの角度だとちょうどよさそう」とパチンと切っても、思った以上に曲がってしまったり、爪の湾曲と刃の湾曲が合っていないことで亀裂が入る恐れもあるため、部分的に深爪になってしまうことがあるのです。直線刃であれば、そういった失敗は少なくなります。

●爪切りの鉄則は「少しずつ切る」

爪を切るときは、「いっぺんに切ってしまおう」と思わず、少しずつ切るようにしてください。

【図3－3】

スクエアオフ型とラウンド型

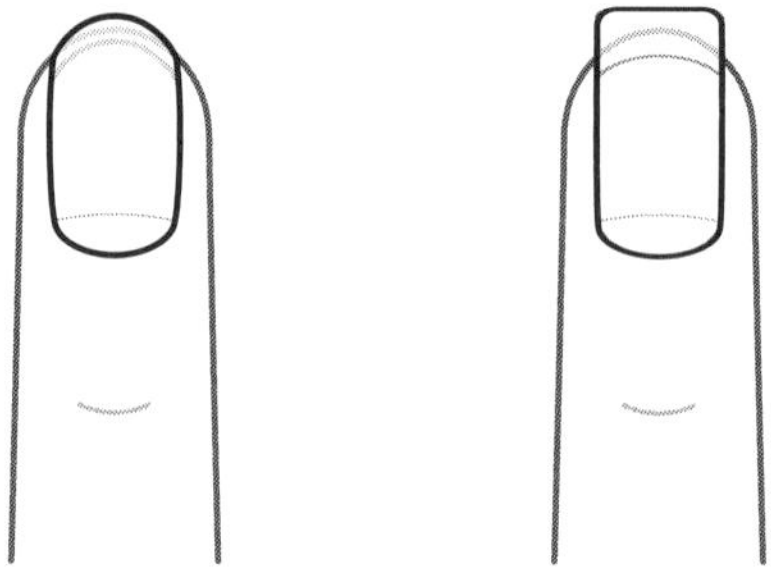

出所：HIRO / PIXTA（ピクスタ）

理由は、**アーチを少しでもしならせないため。**一度に切ると、爪のアーチが潰れてしまって爪によくありません。ときには、爪の表面が剥がれることもあります。

爪の先端を直線または指先の腹に合わせてラウンド（半円）型に切ったら、ヤスリで形を整えましょう。最終的には、指の腹に合わせてラウンド型にします。

●両サイドの切り残しに注意

爪切りでありがちなNGポイントは、爪の両サイドの切り残し。

【図3－4】

爪の切り残しには要注意

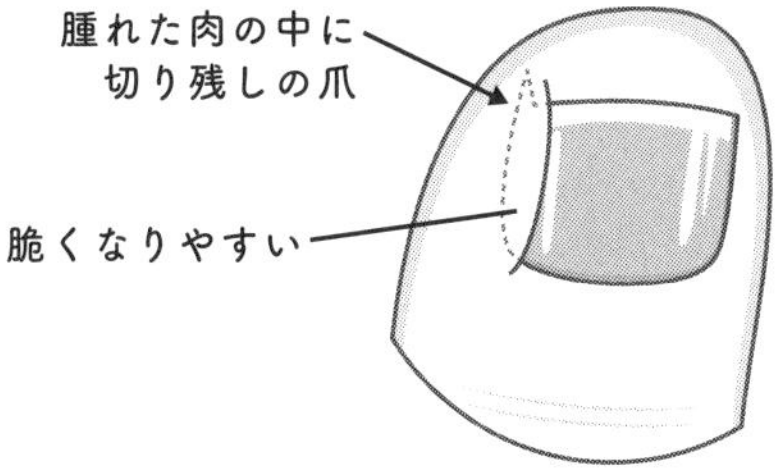

爪の端を切り残してとがった状態で伸びると、
皮膚に食い込んで食い込んで炎症を起こして脆くなり、
傷が治りにくくなったり、変形したりするリスクがある

【図3－5】

爪を切るときには両サイドがポイント

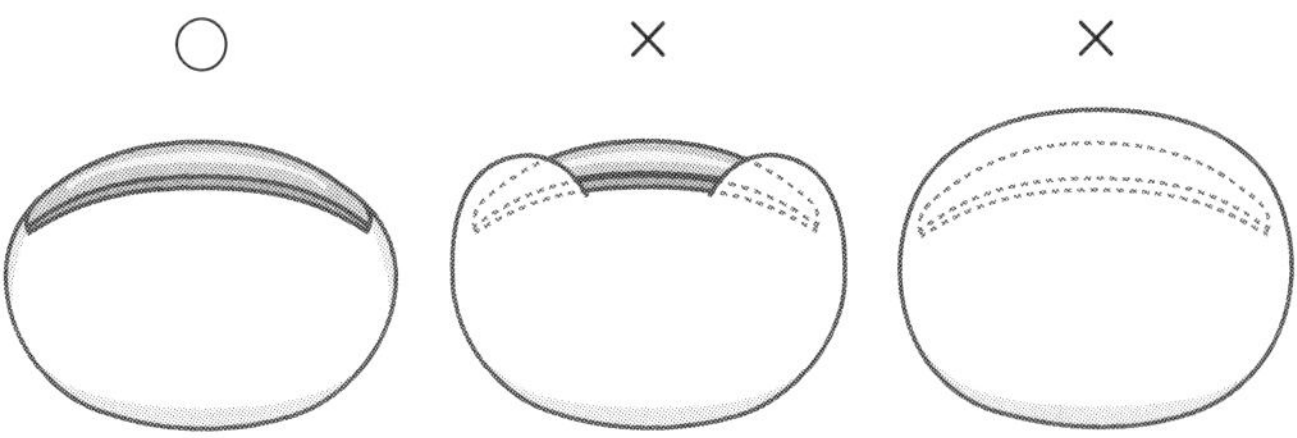

爪を正面から見たとき、角が見えるくらいに整えておく

端っこの爪を切り残すと、とがった状態で伸びてしまい、皮膚に食い込み傷つけることがあります。いわゆる「陥入爪《かんにゅうそう》」です。

陥入爪になると皮膚が炎症を起こしたり、傷口に触れていた部分の爪がやわらかくなって脆《もろ》くなり、割れたり欠けたりして傷が治りにくくなってしまったり、それがきっかけで変形することもあります。

爪を切ったときは、両サイドをしっかりチェックしてください。両サイドは切りづらいと思いますが、**「深く切り込まないこと」が大切。**

切り込むから切りづらくなるのです。正面から見たときに角が見えるくらいに整えておくと、切り残しにも気づけるため、整えやすいはずです。

切り残しというのは、爪の角が角のように残っていることです。

とがった角状の角は危険ですが、丸みを帯びた四角の形なら問題ありません。

斜めに深く切り込みのはNGです。

「深爪」になったときの対処法

爪が引っかかるからといって、知らず知らずのうちに切りすぎた結果、深爪になってしまった経験がある人も多いのではないでしょうか。

深爪は、手よりも足のほうが深刻です。

なぜなら、**足が深爪になると、歩く際に指先にかかる圧を受け止めきれなくなり巻いてしまうことがあるからです。**

もし切るのを失敗して、思わぬ方向に亀裂が入ってしまったり、深く入ってしまったりしてピンク色のところまで亀裂が入ってしまったら、**痛みがおさまるまで消毒して過ごしましょう。**

プロに補助爪（人工爪）を付けてもらうのも手です。

【図3－6】
正常な爪と深爪の違い

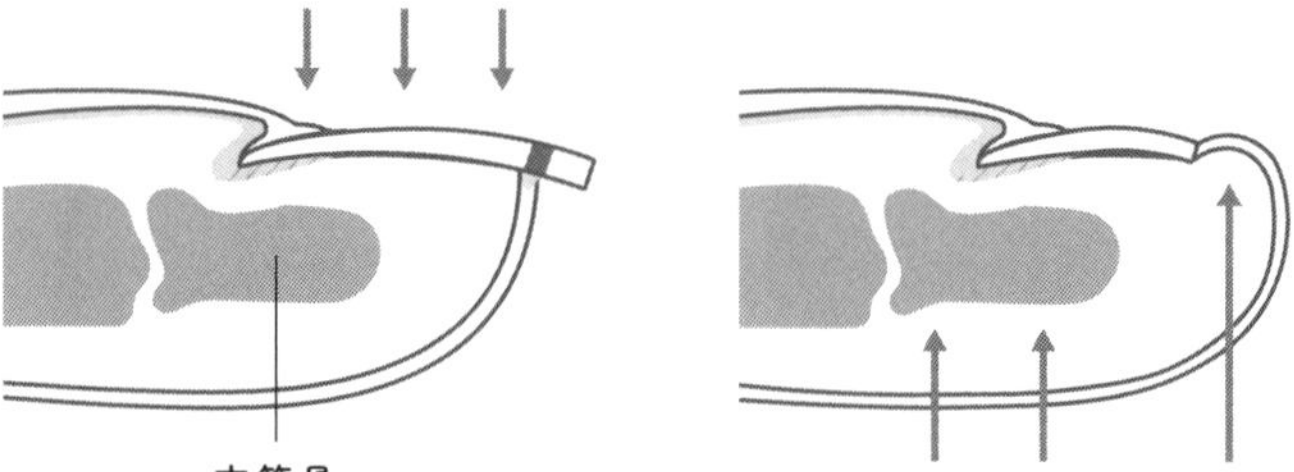

イラスト：つじみ / PIXTA（ピクスタ）

深爪を伸ばしている間に痛みが生じた場合は、皮膚をテープで引き下げて爪と肉の位置を少し離してあげましょう（詳しくは145ページ参照）。

ただし、巻き爪になっている可能性がありますので、次項で紹介する「巻き爪の対処法」を参考にして、痛みを取り除きつつしっかり伸ばしてください。

●長年の深爪だって伸ばすことができる！

長い期間、深爪の状態が続くと、爪と皮膚の位置関係が変わり痛みを感じなくなります。

「深爪は痛いもの」というイメージがありますし、「痛みがないなら深爪ではないのでは？」「痛くないから問題なし」と思いがちですが、痛くない深爪も危険です。特に足の深爪は巻き爪を招きますし、深爪することで力が入りづらくなります。爪が力を受け止めきれないため、まわりのお肉がふくらんで、切るときに邪魔になり、爪の両端を切り残しやすくなります。ほかのトラブルを招くばかりで、よいことはひとつもありません。

深爪になっているかどうかは、指先に対しての面積で確認します。爪のピンク色の部分が指先近くまであれば、深爪をしづらいといえます。

一方、ピンク色部分の面積が指の先端よりも短ければ短いほど、白い部分を切ってしまうと深爪になってしまいます。指先のお肉が爪の前に出ている場合、深爪になっている証しです。

前述した通り、「指の先端」を正面から見たときに、爪の両サイドの角がしっ

【図3－7】
深爪を判断する方法

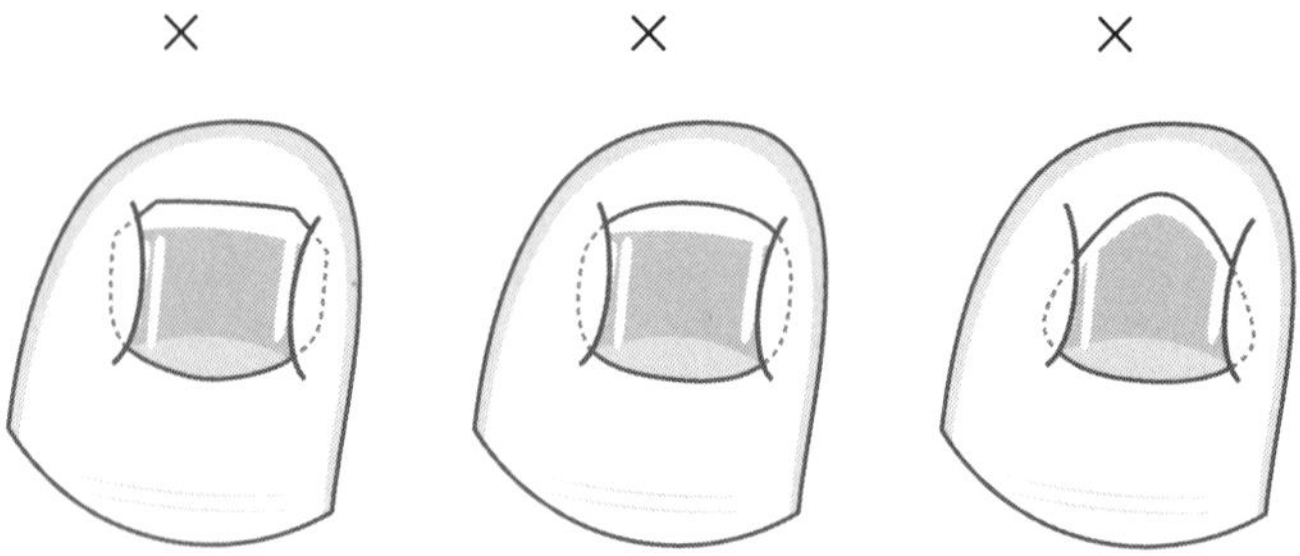

指先の肉が爪の前に出ているのは、深爪になっている状態

かり見えればＯＫ。見えないのは深爪です。爪がしなりにくくなっていますので、伸ばすようにしてください。

ただし深爪は、過去の深爪期間が長いと、爪と皮膚がくっついているピンク色部分の面積が広がるのには時間がかかります。

その間、爪と皮膚の間の汚れを取りながら回復させるのは大変だと思いますが、定期的なケアをすれば、よい方向に進む可能性が高まります。

爪と皮膚の密着時間を増やすほどピンク色の部分は定着していくので、

根気強くケアしましょう。

爪が長いと気になってしまったり、白い部分があるとウズウズしてすぐ切りたくなったり、または爪を噛んだりむしったりするのが癖になったりしている人は、人工爪もおすすめです。

足の爪の場合、小さな亀裂がきっかけで深くなってしまい、ひっかかりができて癖になり、爪が短いままで生活してしまっている……という方もいるでしょう。人工爪で亀裂を補修したり、欠損部分を作ったりすることもできますので、爪が安全に切れる長さになるまでの間、サポートするという方法もあります。

巻き爪は「日常生活を見直すだけ」で予防効果大！

足の巻き爪は、つらいですよね。年齢・性別問わず、悩んでいらっしゃる方は多くいます。

ただ、**巻き爪はほとんどの場合、日常生活しだいで回避できますので、まずは「巻き爪にならないコツを押さえること」が大切です。**

巻き爪を予防するポイントは、次の3つです。

Point

1. **爪を短くしすぎない**
2. **爪を伸ばしすぎない**
3. **歩くときに指の腹にしっかり力を入れる**

インターネットで検索すると、「爪を短くしすぎてはいけない」という情報ばか

【図3－8】

巻き爪のケアを始めてから完治するまでにかかった期間は？

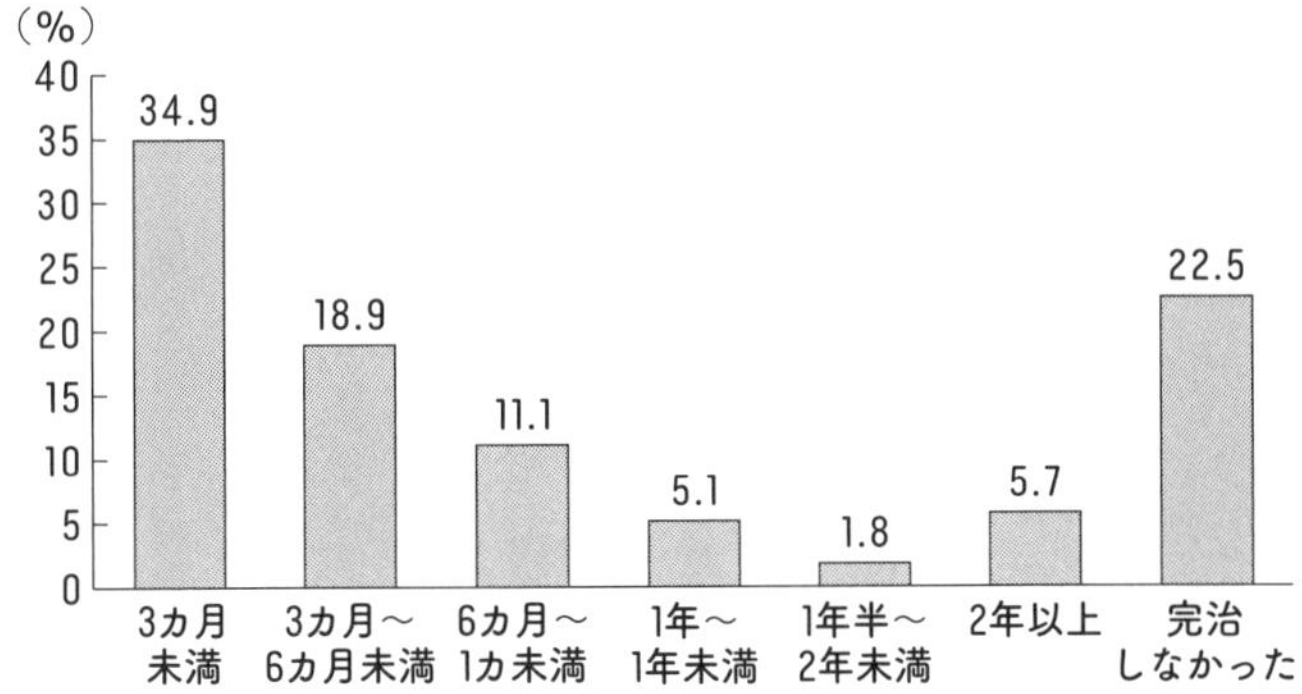

出所：ゼネラルリサーチ「『巻き爪』に関する調査」（2021年3月実施）をもとに作成

りヒットします。そのため、「爪を伸ばしすぎるのもいけないの？」と驚いたかもしれません。

　爪を伸ばしすぎるのがいけないのは、**白い部分が長いと体から栄養を受け取れず、乾燥してしまうから。**爪は乾燥すると干からびて、かたくなり、力を受け止めたときにしなりにくくなるため、折れたり裂けたりしやすくなります。

　たとえば、イカを思い浮かべてください。お刺身のイカはやわらかく、お箸で持つと垂れるようにしなりますよね。

次に、イカの干物を思い出してください。乾燥したイカのゲソは干からびてクルクルに縮まり、かたいと思います。

爪も同じく、水分が低下すると、アーチがきつくなります。**アーチがきつくなると皮膚に食い込む・皮膚を圧迫する・皮膚をつまむなど、痛みが起こる要因になります。**

巻くことで高さが出るため、靴に擦れて靴下に穴があいたり、押し込まれやすくなったり汚れがたまりやすくなったりと、よいことはありません。

●一度、巻き爪になるとすぐには戻らない

巻き爪による痛みは、私たちが行っている施術では1回の矯正で楽になりますが、痛くなかった頃の爪に戻れるのかは、現在の足の環境にもよります。

私たちが独自に行った調査によると、「巻き爪が3カ月未満でよくなった」と答えた方は、たったの3分の1しかいませんでした。そして、**5人に1人が「巻**

き爪が完治していない」と答えたのです。

この結果には、私たちも非常に驚きました。まず完治というゴールがどこなのかにもよりますし、症状の度合いやケアまたは治療の方法によって、完治するまでの所要期間は異なります。巻き爪を正常に戻すという考えではなく、今の足に合った爪の形にしていくことになります。

巻き爪は「なってからの対策」以上に、「ならないための予防策」が重要です。

たとえ痛みがなくとも、巻き爪の予兆があったら予防策を講じてください。

●超簡単！　巻き爪を予防するトレーニング

私たちがおすすめする巻き爪の予防策は、ペンを使ったトレーニングです。

「トレーニング」とはいっても、とても簡単！　たった1～2分でできるので、ぜひ今日から取り組んでみてください。

【図3－9】

巻き爪を予防するトレーニング

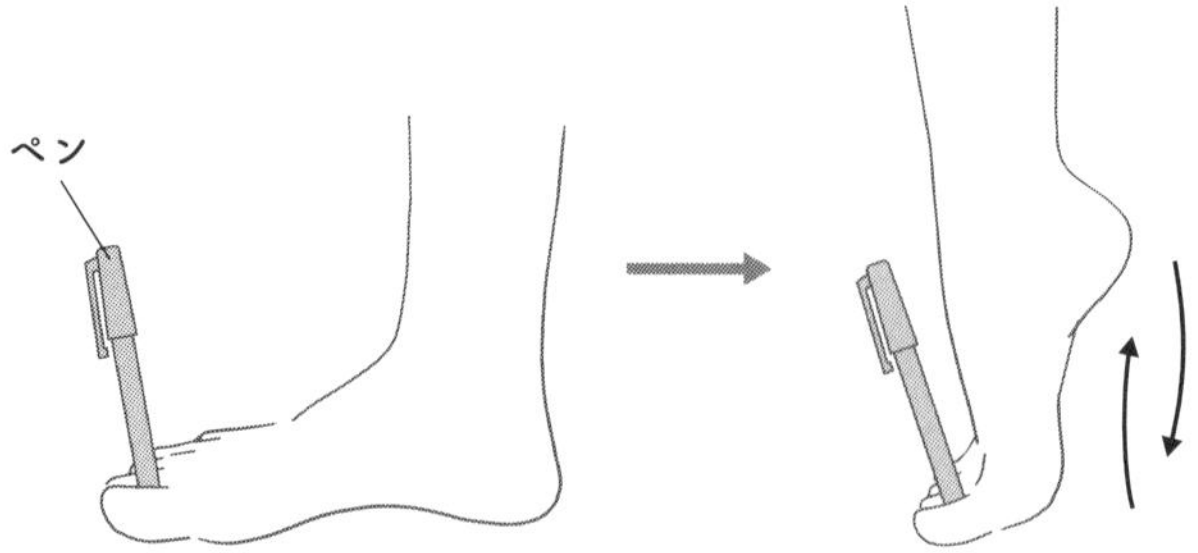

出所：KOGOME / PIXTA（ピクスタ）

まず、親指と人差し指の間にペンを挟みます。**このとき、ペンが地面と垂直になるようにするのがコツです。**

続いて、ペンが倒れないように気をつけながら、かかとを20回、上げ下げしましょう。**かかとを下げるとき、かかとは地面につけないでください。**

このトレーニングを、1日に1回するだけでOKです。立ってやるのが難しければ、座りながらでもかまいません。

「たったこれだけ？」と思うかもしれませんが、ペンが倒れないようにと意識すると、つま先立ちをしたときに指の腹に自然と力が入るので巻き爪の予防になります。

指の腹に力を入れる感覚がわかるようになれば、ペンを挟まなくても、同様の効果を得られるようになります。普段歩くとき・ドライヤー中・信号待ち・電車の中などで足の指を同じように使えるようになれば、巻き爪予防を日頃から行えます。

「もっと手軽でないと習慣化できない！」という人は、巻きそうな爪を「手の指で上から押す」という方法がおすすめです。

押すのは3秒だけで、指はパッと離すのではなく、つま先に向かってすっとスライドさせるのがポイント。これなら、テレビに集中しているときでもできますよね。

ただし、押したときに痛みを感じたら、すぐに中止してください。すでに巻き爪になっている可能性が高いです。

状態によっては逆効果になりますので、無理をしてはいけません。

巻き爪がセルフケアで改善しなかったら？

そのほかの巻き爪の対処法として、**初期であれば爪の切り方や、歩き方や靴を見直すのも大事です**（正しい歩き方や靴の選び方は、第4章で紹介します）。

爪を切っても痛む場合、巻きがかなり強い証拠です。自分で対処しても痛むときは、なるべく早く専門店を訪れてください。

私たちのような足の専門店でもいいですし、ネイルサロンなどでも巻き爪ケアをしてくれるところもあります。巻き爪矯正のオプションメニューを用意している整体もあります。

放置すると、知らぬ間に痛みをかばってほかの部位に悪影響を及ぼす場合がありますので、ぜひ早期に専門家に相談することをおすすめします。

ただし、行く先のお店が見つかっても、すぐに施術できるとは限りません。仕事やプライベートの予定が詰まっていたり、予約がいっぱいで数日待たされたりすることもあるかもしれません。

とはいえ、「1分でも1秒でも早く痛みを取りたい」のが本音ですよね。そんなときは、**「テーピングによる応急処置」**を試してみてください。

「あと数日だから……」と痛いのを我慢して歩いていると、傷ができたり膿んだりして重症化することもあります。今から紹介する方法は簡単ですし、リスクがあまりありませんので、気になったらすぐに行ってほしいと思います。

まず、痛みの出ているお肉が爪と接触しないよう、お肉を指で外側に引っ張ります。その状態をキープした状態を保てるように、テーピングを施します。**そのテープを指に螺旋状に巻きつけ、指の甲側まで引っ張りながら留めます。**

このように巻くと、しっかり固定されるので歩いても外れにくくなります。

このテーピングの手法は、深爪が伸びてきて肉に引っかかり、痛いときにも有

【図3－10】

爪による痛みをやわらげるテーピング処置

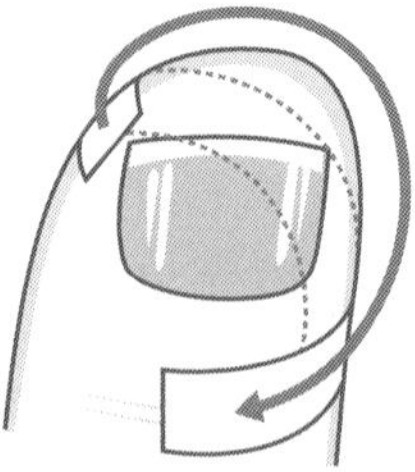

深爪や巻き爪が原因で痛みが起こった場合は、
皮膚をテープで引き下げ、爪と肉の位置を少し離してあげることで、
痛みを取り除くことができる

効です。

テーピングは巻き爪専用のものも市販されていますが、筋肉用サポートのものでかまいません。足の指に合うように細く切れば、幅があるタイプでも使えます。

ただし、うっ血することのないようにテープを留めてください。私たちのフットケアサロンでは伸縮性のあるタイプを使っています。

なお、**コットンを丸めて、爪とお肉の間に挟む「コットンパッキング」という手法もありますが、コツがいるた**

め、注意が必要です。

無理に挟むと爪に負担がかかってしまったり、皮膚を押し込むことで違和感が生まれたり、奥に詰め込みすぎて取れなくなったりすることがあるため、なるべく負担のかからない方法で対処しましょう。

ただ、テーピングでの応急処置は、その場しのぎにしかなりません。テーピングだけでは爪の巻きを広げる効果はありませんので、「テーピングをしたら痛まなくなったから大丈夫」と思わず、きちんと専門店に行きましょう。

「分厚くなった爪」を放置するのはNG！

自分で爪を切れないほどに厚いときはもちろん、**切りづらかったり、力が必要だったりする場合は「肥厚爪《ひこうづめ》」と判断します。**

肥厚爪の目安は、クレジットカードの厚み。**自分の爪がクレジットカードよりも厚ければ、肥厚が始まっていると思ってください。**

また、爪をぱちんと切ったときに振動が大きいのも、爪がかたく厚くなっているサインです。そのまま放っておくと、どんどん厚くなる可能性が高く、切りにくくなるので注意しましょう。

●肥厚爪になる理由はさまざま

爪は徐々に厚くなりますが、肥厚する理由はさまざまです。

そもそも、**爪は年齢を重ねるほどに厚くなる**ことをご存じでしょうか？

理由は、代謝がゆっくりになったり水分を保つ力が衰えたり、過去のダメージがあったりなど、さまざまな要因があります。特別なことがなくても、**「厚みが昔と違うな」と感じたらケアを始めましょう。**

内出血したあと、肥厚爪になることもあります。

爪と皮膚の間で血が固まってかさぶたになったとき、下の皮膚ができあがると、かさぶたが自然と皮膚から離れるため、爪が浮くことがあります。このとき、出血量が多かったり片側だけ出血したりしてポロリと取れないことも、爪が肥厚していく原因のひとつ。

なぜなら新しい薄い爪が、古くかたく重たくなっている爪を前に押し出せず、下に潜り込むように成長するため、伸びたように感じないにもかかわらず、厚みがどんどん増してしまうからです。

普通に暮らしていても、つま先は内出血しやすいので要注意です。 ヒールを履きバランスを崩してつまずいたとき、重いものを落としてぶつけたとき、きつい靴を長時間履いたとき、そして誰かに踏まれたときなどにも内出血します。

また、**爪白癬《つめはくせん》でも肥厚爪になります。** 白癬菌《はくせんきん》は水虫とも呼ばれ、爪が感染すると爪が厚くなったり変形したりすることがあるのです。

爪白癬の場合は、皮膚科を受診して治療方法を相談しましょう。薬の浸透を助けるためにカットしたり、厚みを整えたりするなど、医師の指示がある場合は私たちがお手伝いする場合もあります。

●症状が軽ければ、肥厚爪は自分でケアできる

肥厚爪のケアは、ネイルファイル（爪の表面を削るヤスリ）で行います。目の粗いものでおおかた削り、少しずつ目の細かいものに替えて調整していきます。

ポイントは、爪の際《きわ》まで削ること。かたい材質だと、端を削る際に爪周囲の皮膚を傷つけてしまうことがあるため、スポンジのヤスリや、薄めのネイルファイルのようなしなるものがおすすめです。

厚みを均一にしないと変形する恐れがあるので、爪全体をまんべんなく削りましょう。

ただ、爪の厚みを均一にするのは、簡単ではありません。「右端がちょっと厚いかな」と思って右を削り、全体をチェックすると今度は左側が厚いように感じるものです。次に左を削り……としていると、今度は削りす

ぎになってしまいます。

器用であれば一般の方でも自分でできますが、少しでも不安な方は、重症でなくても専門家を頼るのが一番です。

「ささくれ」や「甘皮」の正しい処理方法

ささくれや、かたくなったり伸びすぎたりした甘皮は、病院やフットケアサロンを頼るほど重症化することは稀ですが、これに悩まされている方はとても多く、足のトラブルの代表格ではないかと思います。

ささくれも甘皮も、正しい処理法があります。まずはささくれの処理の仕方から紹介しましょう。

●ささくれは「切る」が正解

手にささくれができたときは、服に引っかかったり、手触りが悪かったりで、妙に気になりますよね。会議でほかの人の話を聞いている最中に、電車に揺られながらなど、なにげないときにむしってしまいがちです。

なかには、「気づいたらむしっていた」という無意識の方もいるでしょう。

ですが、**ささくれは少しむしっただけでも深く裂けていき、出血しやすいので注意が必要です。**

ささくれは一見すると薄いように感じますが、皮膚は互い違いのレンガ構造になっているので、薄く見えるところを引っ張っても深く剥けてしまいます。深く剥けると痛いですし、治るまでにも時間がかかります。むしるのは、一番よくありません。


ささくれがそこまで深くない場合は、深すぎないところで切ってください。深いときは絆創膏を貼り、代謝で自然と剥がれ落ちるのを待ちましょう。

特に足裏のささくれとなると、指のささくれと違い、皮膚がかたく大きくなりがちなため、ガサガサして靴下に引っかかりやすいので、放置せずきちんと対処する必要があります。

ささくれには、マッサージも効果的です。皮膚の代謝が促進され、保湿効果でささくれがやわらかくなり、引っかかりが緩和されたり代謝で剥がれていきやすくなったりするので、ぜひ試してみてください。

●甘皮は、やさしくケアすること

甘皮は、なぜ存在しているのかご存じでしょうか。なかには、マニキュアを塗るときに、「甘皮なんて、なくていいのに……」と思ったことがある人もいらっしゃるかもしれませんね。

甘皮は、爪と皮膚の間に雑菌や汚れが入らないために必要なのです。

甘皮は爪半月の上にあるので、刺激しすぎると爪がダメージを受けてしまいます。処理するときは、まずはぬるま湯でしっかりやわらかくしましょう。入浴後に処理するのもおすすめです。

甘皮ケア用の道具はさまざまありますが、ウッドスティックかセラミックタイプを使ってください。ステンレスタイプは硬いため、爪半月部分の薄い爪を傷つけやすいので、プロ以外はおすすめできません。

スティックは、そのまま甘皮に当てるのではなく、コットンの内側にあるふわふわの部分を先端に巻きつけて、少し水分を含ませた状態でやさしくクルクルと処理します。**このとき、思う以上にやさしく扱うのがとても大事です。**甘皮は、ふやけていればなでるほどの力でも押し上げることができますので、決して力を入れないでください。

浮き上がった余分な甘皮はカットしましょう。ただし必要な部分まで深く切り込むことのないよう、ほどほどにしましょう。

顔に体にと、保湿ケアに余念のない方は多でしょう。手の爪も目に入りやすいので、合間にケアしやすいと思いますが、足の爪の保湿はないがしろにされがちです。

そもそも、足は靴下やストッキングを脱がないと保湿できないため、日中はまずしません。さらに「保湿するとベタつきそう・ヌルつきそう」「保湿すると汚れが付きやすくなりそう」といった印象があるかもしれませんね。

「ネイルオイル」で爪まわりの乾燥を予防！

ですが、第1章でお伝えしたように、**足の乾燥はトラブルのもとで、足の爪まわりの保湿は、特に重要です。**

乾燥していると、爪の先端から剥離して二枚爪になることもありますし、衝撃が加わったときにしなることができずヒビが入ったり、欠けたりすることもあります。

●爪まわりを保湿&マッサージするメリット

爪まわりに保湿剤を塗布するときは、せっかくなので少しマッサージしましょう。ただ塗るだけでは保湿効果しかありませんが、マッサージを加えるとメリットが3つに増えます。

Point

メリット1　爪に栄養が届きやすくなる
メリット2　血流がよくなる
メリット3　爪がすくすく伸びるようになる

マッサージで爪の伸びがよくなると、爪まわりの皮膚の血流もよくなって栄養も行き届きますし、保湿効果で皮膚がやわらかくなると爪が押し出されやすくなり、爪がスムーズに伸びます。

【図3－11】

爪のマッサージ

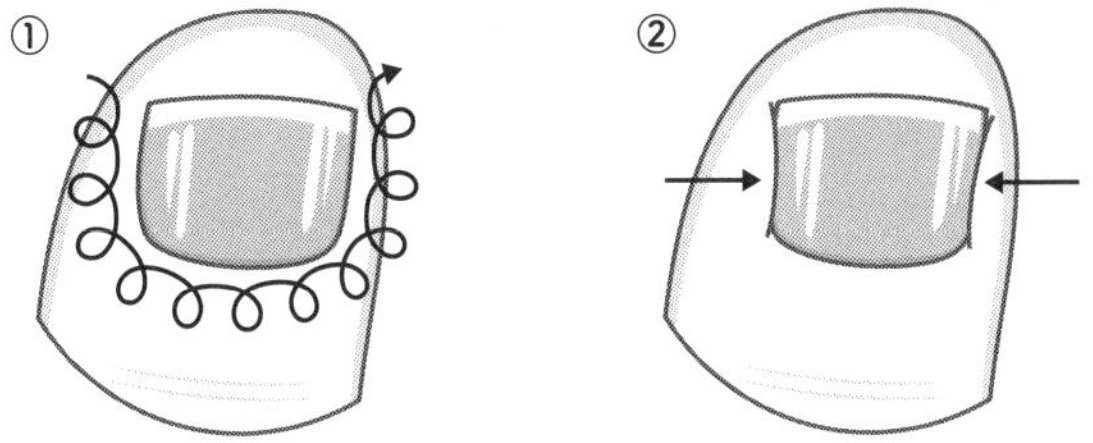

人差し指で、爪のまわりを
クルクルと円を描くように
押し上げる

人差し指と親指で
爪を両端から
ぎゅっとつまむ

足の指全体の血流をよくするには、手を使って開いたり閉じたり、ねじったりするストレッチを取り入れるのもいいでしょう。詳しくは208ページをご参照ください。

足の爪まわりの保湿は、寝る前にするのがおすすめです。

全体に塗ってほしいところですが、**指の間に付いた保湿剤は、しっかり拭き取りましょう。**雑菌の繁殖を防げますし、ベタベタせず気分よく眠りにつけるはずです。

●特別な保湿剤でなくてOK！

一般的に、爪まわりはネイルオイルでケアします。

ホホバオイルが配合されているネイルオイルを見かけることが多いかもしれませんが、**その理由は、ホホバオイルは分子が小さく浸透しやすいためです。**

上質な馬油も、爪向きです。

ただ、私たちとしては、成分にこだわる必要はないと考えています。**成分にこだわるよりも習慣づけるほうが大切です。**

最初は、特別なものを買わず、**家にあるものから始めてもかまいません。**

たとえば、香りが強くて使いにくいハンドクリームはありませんか？　合うと思って買ったのに、そこまで気に入らず使っていないフェイシャルクリームでも問題ありません。

スキンケアをしたあとの手で、足の爪まわりのマッサージをするのもいいでしょう。

習慣づけるためにも、自然と「したい！」という気持ちが湧くよう、保湿剤の見た目や香りにこだわるのも手です。花由来の成分が入っているものもあれば、ボトルのデザインも多種多様ですので、気分が上がるものを選びましょう。効能や素材にこだわるのは、その後でＯＫです。まずは習慣化するのが大事！気軽に始めてください。

マニキュアは、ちゃんと「オフ」しよう！

ネイルのおしゃれを楽しむのは素敵なことですが、常にマニキュアをしている状態になってはいないでしょうか？

手のネイルは、パソコンを使うときに気分が上がって仕事の効率がいいという人もいるでしょうし、営業などをしていると、身だしなみの一環として清楚な雰囲気のマニキュアを塗布するのが習慣になっている人もいると思います。

しかし、足は夏しか塗らないし、時間が経って伸びてきたら重ね塗りを繰り返し、シーズン中ずっと付けたままにする方も少なくありません。

マニキュアは、ずっと塗っていては、爪によくありません。

マニキュアとは、別名ネイルラッカーとも呼ばれ、揮発性の塗料でできているのですが、この揮発性という面が厄介です。溶剤が揮発することで爪に定着するのですが、**気化するときに爪の水分を奪ってしまうのです。**

また除光液で落とす際も、爪の水分が奪われます。**マニキュアを1回使うと、爪は2度も水分を失うのです。**水分保持力の低下によって欠けたり、二枚爪になりやすくなります。

そのため、**塗ったら10日～2週間ほどつけっぱなしにするのがポイントです。**塗ってから数日経って爪が伸びると生え際が気になるかもしれませんが、オン・オフの回数が増えれば増えるほど、爪はダメージを受けてしまいます。

マニキュアをオフしたら、次に塗るまで2～3日はおやすみ期間があるとベスト。おやすみ期間中は、しっかり保湿してください。

「除光液を使うときに水分が失われるなら、落とさずに塗り重ねるのがいいのでは」と思うかもしれませんが、マニキュアを落とさないのもいけません。**マニキュアを落とさないと、塗料が爪に浸透して黄ばんでしまいます。**

そもそも、マニキュアやジェルネイルを落とさないと爪の状態を見られないので、爪が健康かどうかもわかりません。

Point

- **使用頻度が多くならないようにすること**
- **カラーを塗る前に、ベースコートを塗ること**
- **マニキュアを塗って一定期間を過ぎたらしっかりオフし、きちんと休ませること**

「それなら、ネイルサロンに行ってジェルネイルにすればいい！」と思うかもしれませんが、ジェルも時間経過により、一部が浮いて爪とジェルの間に菌が入り込み変色することもあります。

ときどきお客さまの中にも、ジェルネイルをつけたままで数カ月生活されて、ジェルごと爪を切り、伸ばしてジェルをなくす方がいらっしゃいます。ジェルと一緒に爪を切ることは、隙間ができる原因のひとつです。さらに、ジェルがなにかの拍子に外れたとき、爪の表面を持って行ってしまうことがあるため、爪が薄くなることもあります。健康爪を手に入れるために、塗ったものはしっかり落とす。これは守っていただきたいと思います。

Column 2

フットケアの世界事情

足にまつわる悩みを抱えているのは日本人だけではありません。国籍も年齢も性別も問わず足のトラブルはあるものですが、国によって、フットケア事情はさまざまです。

同じフットケアでも、医師や医療従事者しかできない医療行為の国もあれば、民間企業でOKの国や、観光業として人気の国もあります。そして、文化的になじみがある国もあれば、日本のようにまだまだなじみのない国もあります。

ここでは、私たちが見た海外のフットケア事情のほんの一部をご紹介します。YouTubeでも気軽に見ることができますので、気になる方は見てみると、おもしろいと思います。

アメリカ

医師によるもの、ネイリストによるもの、エンタメ要素の強いものなど、SNSではアメリカの動画であることが多いです。水が出ないマシンを使用し、掃除機で粉塵を吸い込みながらの施術をよく見かけます。大きな器具を用いた大胆な施術ですが、皮膚を傷つけてしまうことや、振動などで痛みを生じるように見えることが多々あります。

ネイルサロンではグローブをしておらず、奥まで切り込む（食い込んでいるところを切ればいい）という方法なのだと考えられますが、疾患の多い場所でもありますので、考え方の違いを感じます。

ロシア

美容系サロンだと思われる施術で、深爪が大好きな方のセルフケアのときによく見るような、爪をある程度カットしてから引っ張って抜くような手法がありました。皮膚を傷つけたり、爪を一部剥がしたりするような行為のため、細菌が入ったりすると炎症が起きて危険なため、あまりおすすめできません。

アルゼンチン

小さなメスで奥まで切り込んで深爪にしていき、食い込みを取る方法です。深爪になりますのでその場では楽になると思いますが、伸びてくる過程を考えると不安が残ります。

インド

かかとの角質ケアで、爪の甘皮処理用の道具を使用し、少しずつ角質を取るサロンがあるようです。大きなレンガのような軽石でガシガシと削っており、細部までは削れていない仕上がりです。爪のケアは、中の汚れや爪の周囲は整えられていないことが多いようです。

パキスタン

民間のサロンで、施術者は膝にタオルをかけ、お客さまの足を目の前に置き素手でケアをしていました。かたい角質の場合はメスを使用して削り、削った角質は床に散乱していました。

スペイン

足病医のウオノメ治療は皮膚の中からアプローチする手術があるようです。器具を皮膚に刺し、中の骨を削るような手法で痛々しいものがあります。

中国

巻き爪を彫刻刀のような道具でバッサリと切り込む方法をよく目にします。北京にあるお店では、ミノにも大きな包丁のようにも見える刃でタコを削っていました。見た目はとてもインパクトがあります。大きな刃で足裏を削るにはテクニックが必要ですね。

韓国

かかとの角質を取る場合、角質をやわらかくしてからブレイドという鎌のような道具を使い、こそいでいきます。

台湾

整体のようなマッサージ店でクリームをつけながら剃刀で削り、フットファイルで削ります。

日本

ネイルサロンとフットケアサロン専門店では若干の違いはあると思いますが、私たちドクターネイル爪革命では清潔な施術着・グローブ・マスクは必須、

そして一度使った道具は滅菌消毒を行うところまで徹底しております。施術も、精製水を噴射しながら行うため、厚くてかたい爪は摩擦熱や粉塵が舞うのを防ぎつつ薄くしてから切ります。こうしてお客さまへ負担がかからないように進め、足裏のかたい皮膚も、足湯をしてやわらかくしてから削り、最後は保湿して終わります。

技術だけではなく衛生面も徹底し、施術者は医療との線引きをしっかり行い、正常ではないと判断できるものや、疾患の疑いがある場合は医療機関をすすめており、お客さまに安心して施術を受けていただけるよう努めております。

4.

今日から実践！「美足」を手に入れる方法

MIRACULOUS
FOOT CARE PROGRAM

足の「正しい洗い方」をマスターしよう！

美足というと、「モデルみたいに、特別なケア商品を使わないといけないのでは？」「毎日、ケアやトレーニングに何十分もかけなければならないのでは？」と思うかもしれません。

ですが、特別なことはいっさい必要ないのです。

実際、私たちが全国の女性モデルを対象に行った「美脚のための習慣」に関する調査でも、「美脚に見せるために意識していること」で1位になったのは「正しい姿勢で歩くこと」でした。

特別なことよりも、基本を大切にすることのほうがいかに大事かを物語っているといえます。

この章では、幅広い視点で「美足」を手に入れるためのアドバイスを紹介しま

【図4－1】

美脚を保つために必要なことは？

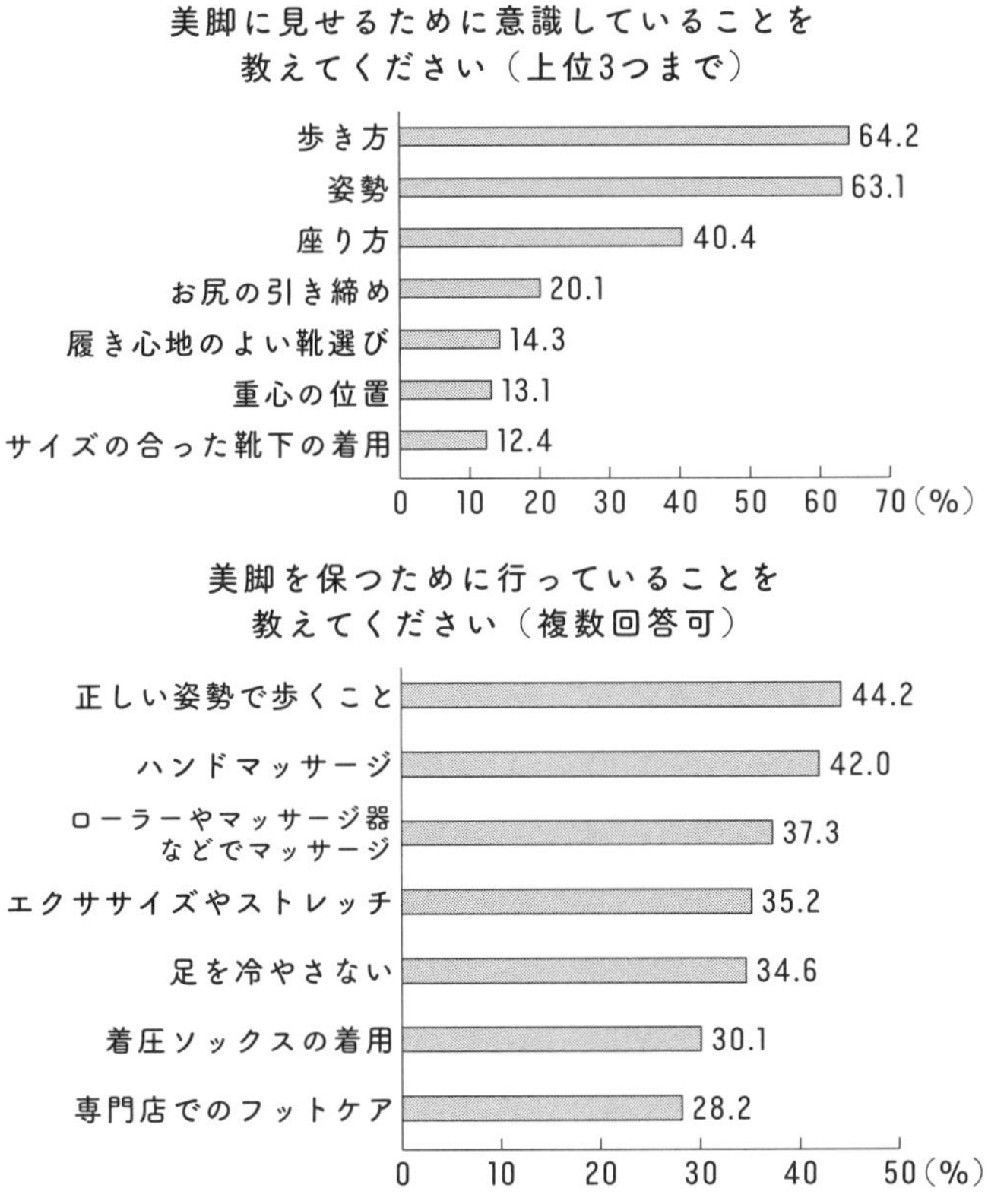

出所：在宅医療マッサージ「『美脚のための習慣』に関する調査」（2022年実施）をもとに作成

す。
まずは基本となる「正しい足の洗い方」を知り、実践することから始めましょう！

●「思わぬところ」の洗い忘れに注意！

美足の大原則となるのが、「清潔さ」。ここまで解説してきたように、足はさまざまな菌と触れ合う機会が多く、繁殖しやすい場所であるため、丁寧に洗わないと臭いや汚れの原因になります。

足の雑菌を落とすためにしていただくことは、とてもシンプルです。それは、毎日しっかり洗うこと。できれば湯舟に浸かり、足の皮膚や爪をふやかしてから洗うといいでしょう。

前述したように、皮膚がやわらかくなれば、古い角質はやさしい力で落とせるようになり、指の間や爪の脇・裏側などの細かい場所の雑菌も流れやすくなりま

す。

忙しい毎日ではシャワーで済ませてしまうことも多いと思いますが、シャワーだけでは汚れや角質、雑菌は落としきるのは難しいです。

洗うときは、椅子などに座り、足を浮かせた状態で洗ってください。

立ったままや足を床に置いたままだと、足に力が入りがちで、細かい汚れまで行き届きません。

足は専用のブラシで洗ってもいいですし、体専用のタオルでも問題ありません。皮膚がやわらかくなっていれば、手でこするだけでも十分落ちます。

ただし、**爪のまわりは、第3章でお伝えした通り、毛足の長いブラシで洗ってください。**

意外と忘れがちなのが、指の甲側とくるぶしの下です。指の間は臭いがたまる場所だと考えてよく洗う方も多いと思いますが、実は、甲側が洗い切れていないケースが多々あります。

甲側は、足裏と比べて汚れていないイメージがあるかもしれませんが、足裏と同じく靴の中に収まる場所なので、しっかり洗いましょう。

くるぶしの下は、視界に入りづらいこともあり、垢がたまりやすいので注意しましょう。


ときどき、「何度もゴシゴシしていいですか？」という質問を受けますが、力を入れすぎるのは危険です。

力を入れればきれいになるとつい思いがちですが、**必要な角質層まで落としてしまうと、乾燥の原因や肌荒れの原因となるので注意が必要です。**

もちろん不要な角質や雑菌は臭いのもとになりますので、ないに越したことはありませんが、必要な角質層もあることを忘れないでください。

角質層は、皮膚を守るために大切な役割がありますので、たまってしまった垢や汚れ、滞った角質だけを少しずつ取っていきましょう。

顔も「撫でるようにやさしく洗う」のがよいとされているのと同じく、足を洗う際も、皮膚が顔より厚いからといって力を入れすぎてはいけません。皮膚に負担がかからないほうがいいのは、足も顔も一緒です。

●洗うだけでは角質を落としきれないときは？

お風呂に入って皮膚をやわらかくし、しっかりと洗っても落ちないほどの厚い角質は、サンドペーパーのついたフットファイルを使って削っていきます。フットファイルは、洗うときと同じく皮膚をふやかしてから、やさしくこそぐように使います。

まずは、目の粗いものでかたい部分だけを削ります。皮膚のやわらかさが、もともとやわらかい部分とある程度均一になったら目の細かいものに変えて、全体が均一になるように整えます。

フットファイルを使うときは、削りすぎに注意しましょう。ヒリヒリするまで削ると、皮膚が突っ張ったり違和感があったりして歩きにくいですし、防御反応によって皮膚がさらに分厚くなってしまう可能性があります。

前述したように、皮膚には刺激を受けると厚くなる傾向があります。守ろうと思って厚くしたのに、身ぐるみを剥がされたと感じ、削る前のかたい角質よりもさらに厚くかたくしようと反応してしまいます。

だからこそ、**ふやかしてやさしい力で少しずつ剥がしていくことが大切です。**

美足につながる！歩くときの3大ポイント

16ページで「歩くことは便秘や骨粗鬆症の予防にいい」と書きましたが、きちんとした歩き方をしていなければ、効果は期待できません。

歩くときのポイントは3つあります。

まず、**足全体を使って大股で歩くこと。**

歩幅が大きいほどお腹がねじれるので、腸が刺激されますし、骨にも適切な刺激を与えられるようになります。

大股で歩くには、足裏を次のように使います。各ステップをイメージしたり実際に歩いたりしながら、あなたの普段の歩き方を振り返ってみましょう。

Point

1 かかとから着地する
2 足裏の全面が地面につく
3 かかとが自然と浮く
4 小指から親指に向けて体重を移動させる
5 指先全体で蹴り上げる

重心は、かかと↓指の付け根↓指先へと移動させてください。

文献や情報サイトでは、「かかとから歩くのが正しい歩き方です」とだけ書かれていることがありますが、**かかとからの着地を意識するだけではなく、指先で蹴り上げることが巻き爪予防にもなりますし、足首を使うことになります。**

足の指全体で蹴り上げるためには、体重がかかとから小指の付け根を経由して親指へ抜けていくのが大事。意識してみてくださいね。

ガニ股やO脚になっていると、外側に体重がかかりすぎることがあります。外側に体重がかかりすぎていると、小指球にタコやウオノメができたり、小指の甲側にウオノメができたりします。

【図4－2】

重心とかかとの関係

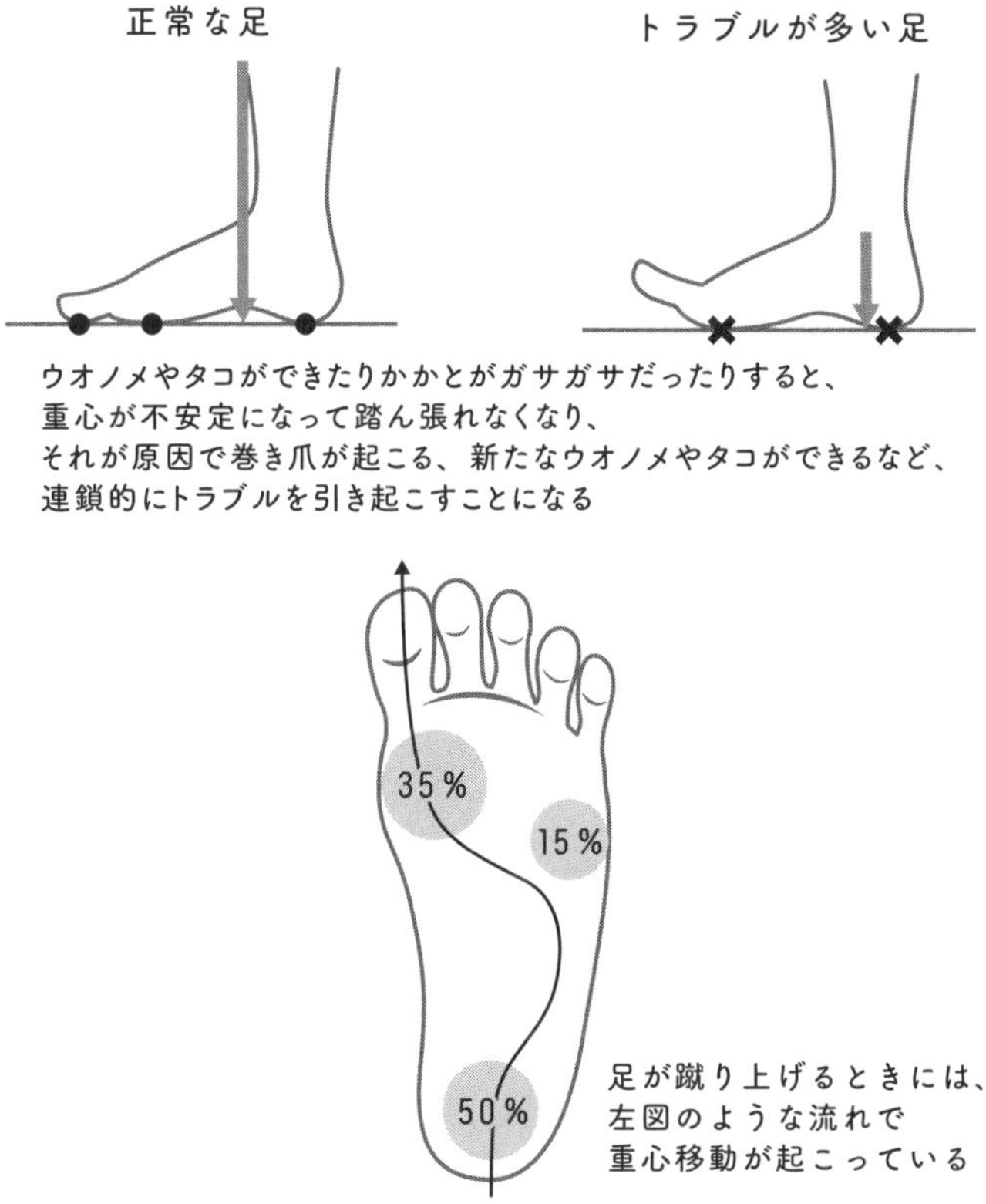

ウオノメやタコができたりかかとがガサガサだったりすると、
重心が不安定になって踏ん張れなくなり、
それが原因で巻き爪が起こる、新たなウオノメやタコができるなど、
連鎖的にトラブルを引き起こすことになる

足が蹴り上げるときには、
左図のような流れで
重心移動が起こっている

イラスト：freehand / PIXTA（ピクスタ）

正しい重心に戻すためにも、足裏の使い方を意識してみてください。

近年は在宅ワークが進んだこともあり、平日は靴を履かずスリッパで過ごす人も多いでしょう。

ですが、**スリッパを履いて歩くと引きずり歩きになり、小股になりがちなので要注意です。**

また、スマートフォンを見ながら歩いている人も見かけますが、視野が狭くなると自然と慎重になってしまい、膝が曲がり小股になってしまいます。せっかく歩いても、頭を下に向け膝を曲げて小股で歩いていると、ふくらはぎの筋肉もあまり使えませんし、健康にも美容にも好作用が期待できませんので、注意してください。

●「第二の心臓・ふくらはぎ」の効果を最大化する

次に、**「ふくらはぎの筋肉を伸縮させること」**。

「ふくらはぎは、第二の心臓」と聞いたことがある人も多いと思います。
ふくらはぎは、伸びたり縮んだりを繰り返して「ポンプの役割」を果たします。その動きが、重力で下がった血液や余分な水分を上へと押し戻す役割を担っています。

ふくらはぎをきちんと伸縮させるためには、足首をしなやかに使う必要があります。

足首をしなやかに使うには、さまざまな方向に足を動かすこと。今、この本を読みながら、机の下や横になりながらでもいいので、「つま先を伸ばす・引き上げる」の運動をしてみてください。ふくらはぎの筋肉が動くのが実感できると思います。

足首がかたくなると、怪我や転倒のリスクも上がりますので、ぜひ普段の生活でも意識して動かしてみてくださいね。

●爪の全体に体重がかかっているかを意識

最後に、**「爪のプレート全体に圧をかけること」**。

爪は、指の腹にかかった圧を受け止める役割を担っています。一定の圧が加わることが前提になっているので、圧がかからないと内側に食い込み巻いてしまいます。

つまり、**指先を使って蹴り上げないと、巻き爪のリスクが高まるのです。**

ちなみに爪が反るのは、指の腹に圧がかかりすぎていたり、鉄分が不足していたりする可能性もあります。

原因のひとつとして考えられるのは、体重を指にのせすぎているというパターンです。178ページで紹介した、重心の移動の仕方を見直してみましょう。

人によっては、歩く際に指を曲げすぎていることもあります。指の腹ではなく指先に圧をかけていると、爪が反り上がることがあるのです。

指の先端ではなく、爪の真下から、プレートを押し上げるように、全体に圧がかかっているかを確認してみてください。

おしゃれ以外の視点も意識して！「美足をつくる靴」の選び方

靴を選ぶときは、既にお伝えした通り、サイズが合っていることが大前提となります。

加えて次の3つのコツを押さえると、より美足に近づくことができます。

●靴選びのコツ①「指や爪に負担がかからないこと」

靴はおしゃれの一環ですから、脚をきれいに見せるため、少しくらい歩きにくいのは我慢したい……という気持ちはわかります。

ですが、**美足を目指すなら、足に負担のかかる靴は避けましょう。**

NG

・先の細い靴
・ヒールの高い靴
・幅狭など窮屈な靴

これらは美足を追求するなら、控えるべきです。爪の生える方向に対し、押し戻すような負荷がかかる靴は、爪に凸凹をつくることもありますのでご注意ください。

ヒールを履きたいのなら、ヒールの高すぎない靴やソールも高くなっている靴など、つま先とかかとの高低差の少ない靴を選びましょう。

ヒールを履いた後は、指のまわりを引っ張ったり、クルクルとマッサージするのも大切です。

マッサージでいたわりながら、足の状態を確認してください。

●靴選びのコツ②「足にぴったりフィットすること」

窮屈な靴がダメだからといって、ゆったりしすぎている靴も足によくありません。

おしゃれ以外にも、左右非対称の外反母趾のために大きな靴を選んでいる人、仕事上で安全靴や長靴を履く必要のある人、既定の靴で働かなくてはならない人、サイズを合わせることが困難な人など、さまざまな事情があると思います。

たしかに、甲のまわりにゆとりがある靴は、さっと履けて便利ですし、押さえつけられないため心地よい場合もあります。しかし、大きめのサイズは脱げないように不必要な力が入ったり、高温多湿の靴の中で滑ってしまったり、歩くときに蹴り上げる力が弱まってしまったり……。これらもトラブルのもとになります。

甲まわりがきちんと足の形にフィットし、紐やマジックテープなどで調整ができ、かかとまで包まれる靴が理想です。

●靴選びのコツ③「クッション性があること」

インソールがかたすぎず、適度なクッション性があることも、靴選びにおいて大事なポイントです。

その理由は、**クッション性がないと、足を着地させる際のダメージが大きく、足のアーチへの負担が大きすぎるため。**

足裏のアーチは、足が本来の機能を発揮するために欠かせないものです。クッション性がなく、サポート機能が備わっていない靴をどうしても履きたいときは、インソールで補助しましょう。

なお、そこまで数多く市場に出ているわけではないのですが、**靴の生地が伸縮するタイプも最近は販売されています。**

ウェットスーツと同じ素材で作られている靴や、ゴムが編み込まれている靴など、最近はさまざまなタイプが出ています。特に外反母趾の方は左右差があるなど靴選びがとても難しいので、伸縮性のある生地の靴を履くと擦れや圧迫による痛みをカバーできるでしょう。

●靴を買いに行くなら「夕方以降」がベスト！

朝はぴったりだった靴が、帰り道できつくなった……という経験はありませんか？

「仕事で疲れたからかな」「気持ちの問題もありそう」と思ったかもしれませんが、実は、**朝と夜では足の大きさが異なるのです。**

大きな理由は、足のむくみ。二足歩行の人間は重力の影響で、血液や余分な水分が朝から夜にかけて少しずつ下に落ちていき、どんどんむくみます。ときには、足のサイズが変わることもあります。

靴を買うならむくんでいる時間帯、つまり夕方以降がおすすめです。足が大きくなっているときを基準にすると、あとは調整で締めるだけなので、トラブルが

【図4－3】

紐靴を試着するときのポイント

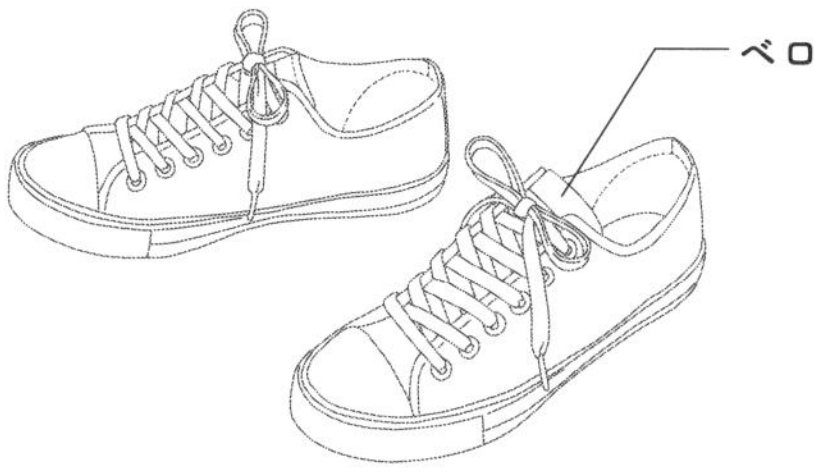

試着時には紐をゆるめ、ベロを出してから足を入れ、
つま先をぴったり合わせたときに
かかとに人差し指1本分の隙間が入る靴を選ぶ

出所：WATARINANAE / PIXTA（ピクスタ）

起こりづらくなります。

試着の仕方は、紐靴の場合は紐を緩め、ベロを出してから足を入れます。**つま先をぴったり合わせた際、かかとに人差し指1本分の隙間が入る靴を選んでください。**

縦のアーチが広がったときに、その人差し指一本分の隙間が余裕となります。

かかとにできた隙間をつま先側に移動させるように詰め、かかとが包まれていることを確認し、紐を締めて甲を押さえます。アキレス腱側にヒールカウンター（かかと部分の固い枠）が当たらないか、横幅やつま先を押さえてみて窮屈になっていないか、またはガバガバになっていないかを確認しましょう。

インターネットで靴のデザインとサイズ表示を見ただけで買う人も多いと思います。けれど、実際に自分に合う靴を探すなら、やはり試着してから買ったほうがいいと考えますよね。

では、前述した履き方で、試着して鏡を見るだけで、本当に自分に合った靴がわかるでしょうか。

そう。**ただ履くだけでは不十分なのです。**

合うと思って買った靴で靴擦れした、思っていたのと違った、といった経験を持つ方が大半ではないでしょうか。

自分の足に合っているかどうかは、実際に歩いてみなければわからないものです。

大股で歩き、階段を上り降りし、日常生活の中でよくあるような動きをしなくては、合うかどうかはわかりません。

なぜなら、**足にはアーチがあるため、体重をのせると長さや幅が変わるのです。**アーチが湾曲していると短く、加重がかかり広がると長くなるので、立った状態でぴったりなように感じても、歩くときついことがあるのです。


実際に私たちは、さまざまな方の足と靴を見ていますが、**靴底が減っている人、ダメージが左右で違う人、靴の形が足の形に合っていない人がほとんどです。**

指先が窮屈でないかはもちろんのこと、幅狭でないか、大きすぎないかなども含め、店内を歩いてじっくり確認することが大事です。


「試着して店内を歩くなんて、恥ずかしいし、そもそもそんなことしてもいいの⁉」と思った人も多いでしょう。たしかに、お店の雰囲気や混雑状況によっては、自分の靴をその場において店内を歩くのが難しいこともあるかもしれません。

そんなときは、**横幅や足長（指先からかかとまで）が、アーチが広がったときに当たらないか、違和感がないか、かかとがしっかり固定されているかを確認す**

るだけでかまいません。

ちなみに、ひっそりと店内で試着して確かめる方法があります。

それは、立膝をしてチェックすること。アーチを開き、伸ばすことができ、かかとが浮いてパカパカと脱げそうになったりずれたりしないか、指の付け根のデザインでよれて違和感を感じないかを確認してください。

ただし、あくまで試着ですので、靴を傷めない程度で確認してみてくださいね。

毎日、同じ靴を履くのはＮＧ！

美足をつくる靴の特徴がわかっても、「さすがに毎日は履けない」「会社にいるときやデート中は、おしゃれを優先したい」というのが本音ではないでしょうか？

ヒールが高いと、足も長く見えて洗練された雰囲気になりますし、先がとがったデザインの靴がスタイリッシュだというのも理解できるので、おしゃれ優先で靴を選びたくなる気持ちもわかります。

もしおしゃれ優先の靴を履きたいなら、**「長く歩くときに使う靴」と「おしゃれにこだわるときに履く靴」を分けるのがおすすめです。**

たとえば、会社と自宅の往復時にはスニーカーを履き、社内を歩くときにはおしゃれなパンプスを履くというのはどうでしょうか。もしくは、社内はスニーカーで、行き帰りはおしゃれな靴でもいいと思います。

個人用のロッカーがあるなら、替えの靴を入れておけば社内で毎日履けますし、1～2足であればデスクの下に置いていても、そこまで邪魔にはならないはず。もちろん、仕事上がりにデートをするときや女子会などは、おしゃれ靴のまま行ってもいいでしょう。

足のためにおしゃれをしないなんて、そんなことをしても人生が楽しくなくなってしまいます。おしゃれをしたいシーンでは我慢しない一方、「移動する」「歩く」といったことが目的であるシーンでは、美足をつくる靴を履くことをおすすめします。

あなたの日常で、「長く歩くときも含め、ずっとおしゃれ靴」という状況でなければ、美足をキープできるはずです。

●日常使いする靴は、最低3足！

第1章で記したように、足の裏は夏でなくても汗をたくさんかくので、靴の内部は、履いている時間が長いほど高温多湿になっています。

1日履いた靴の湿気は、想像以上！　**そのまま乾燥させずに翌日も履くと、足裏の雑菌は増えるばかりです。**

履いた後は、靴をしっかり乾燥させましょう。

玄関で靴を脱ぎ、そのままにしておく人が大半だと思いますが、玄関は窓がある家が少なく湿気がたまりがち。**ベランダなどに出し、天日干しにしなければ、きちんと乾きません。**

靴本体をそのまま干すのではなく、インソールを外して別々に乾かすのもおすすめです。

天日干しができないときは、乾燥剤や除湿剤、新聞紙などを靴の中に入れてください。

しっかり乾かすことを考えると、日常的に履く靴は、**その日履く靴1足のほかに、乾かし中の靴があるのが理想です。お天気に合わせて通気性や防水などの機能も使い分けしたいところ**ですので、3足くらいは持っていたいですね。

日常使いする靴が3足あると、その中の1足を履き潰したときもそこまで困らなくなるでしょう。

新しい靴をお迎えしたら、慣らし履きをし、たくさん歩く日は足になじんだ2足のいずれかを履く。ちょっとしたお出かけのときや、あまり歩かない日に新しい靴を履けば、靴擦れにならずに新しい靴をなじませられます。

足のトラブルを防ぐ！インソールの活用法

インソールとは、「中敷き全般」のこと。靴に入っている中敷きも含めて、靴の中に敷いて使うものはすべてインソールです。

そもそも**靴は、オーダーメイドシューズでない限り規格が決まっているので、どんな足にもピタリと合うわけではありません。**ですが、靴が足に合っていなければ、なんらかのトラブルにつながる恐れがあります。

紐やデザインだけではフォローしきれないときは、インソールの出番！ 既存の中敷き以外のインソールを活用して、靴を自分の足に合うように調整するのです。

実際私たちが行った調査でも、**タコやウオノメを治療・予防するのにインソールが有効である**と、多くの医師および看護師が回答しました。

【図4－4】

インソールはなぜ重要?

ウオノメ・タコを起こさないための予防として
効果的と思うものを教えてください（複数回答可）

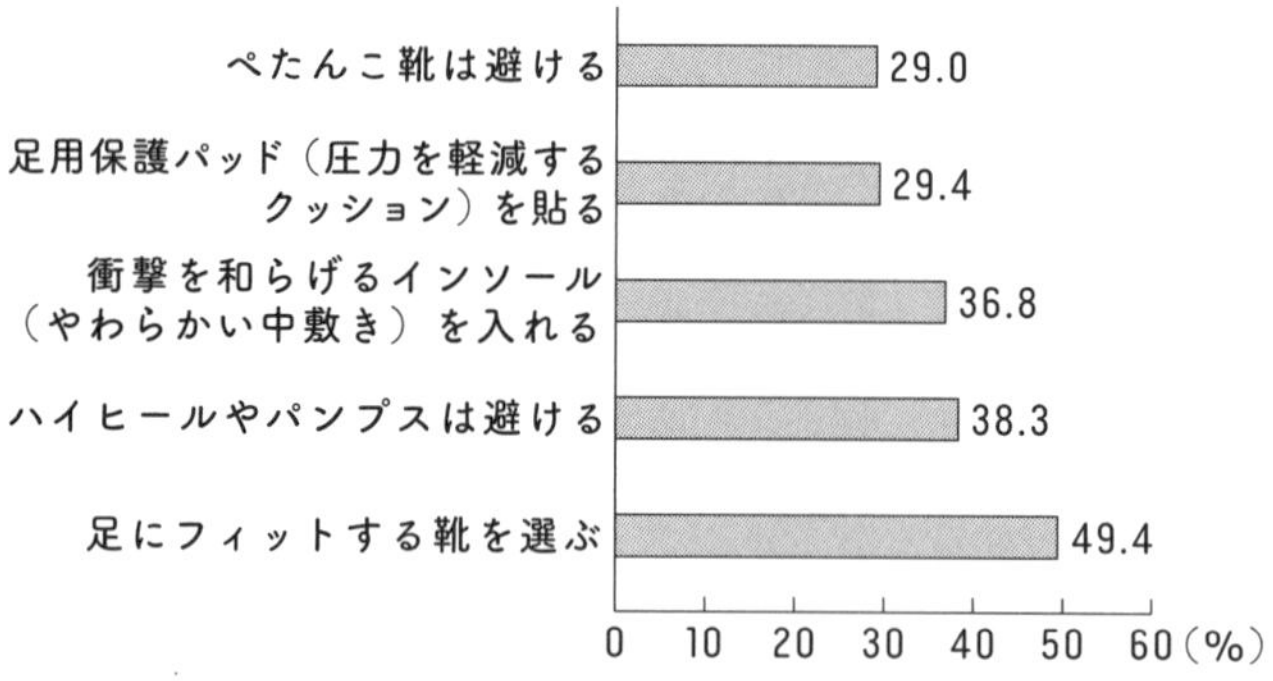

ウオノメ・タコに限らず、足にトラブルを抱える方は
インソール（足底装具）を装着する方がいいと思いますか？

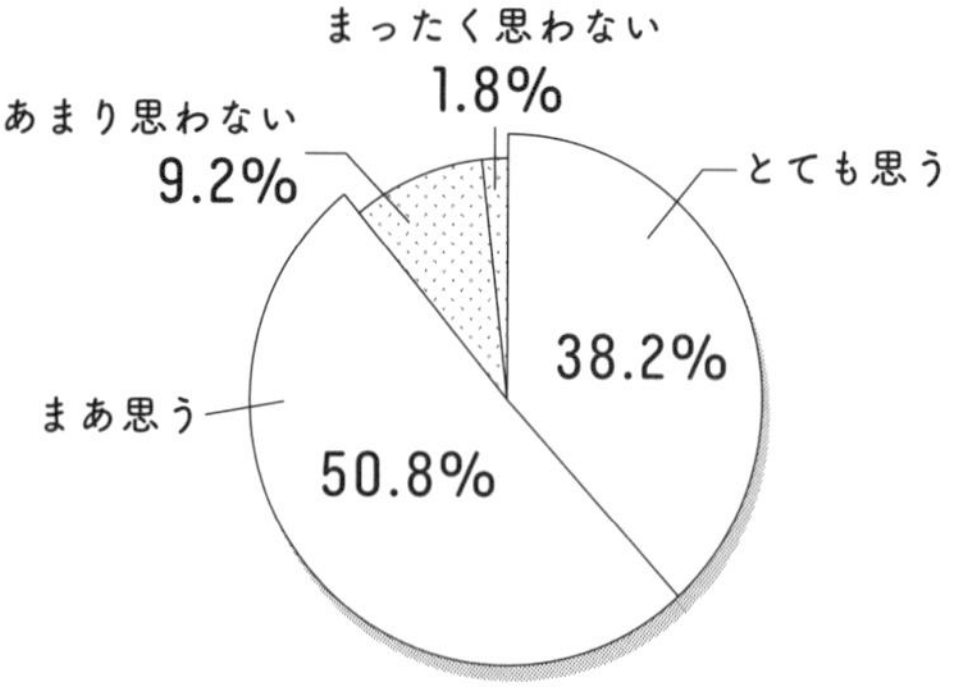

出所：在宅医療マッサージ「『インソールの重要性』に関する実施」（2023年実施）をもとに作成

【図4－5】

インソールは足トラブルに効果的?

病院内で治療・予防の一環としてインソール（足底装具）を使用することはありますか？

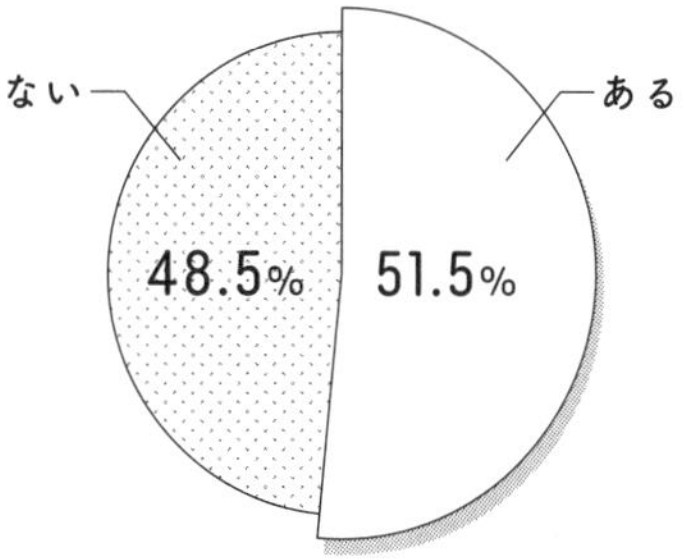

インソールの使用は足トラブルの治療・予防に効果的だと思いますか？

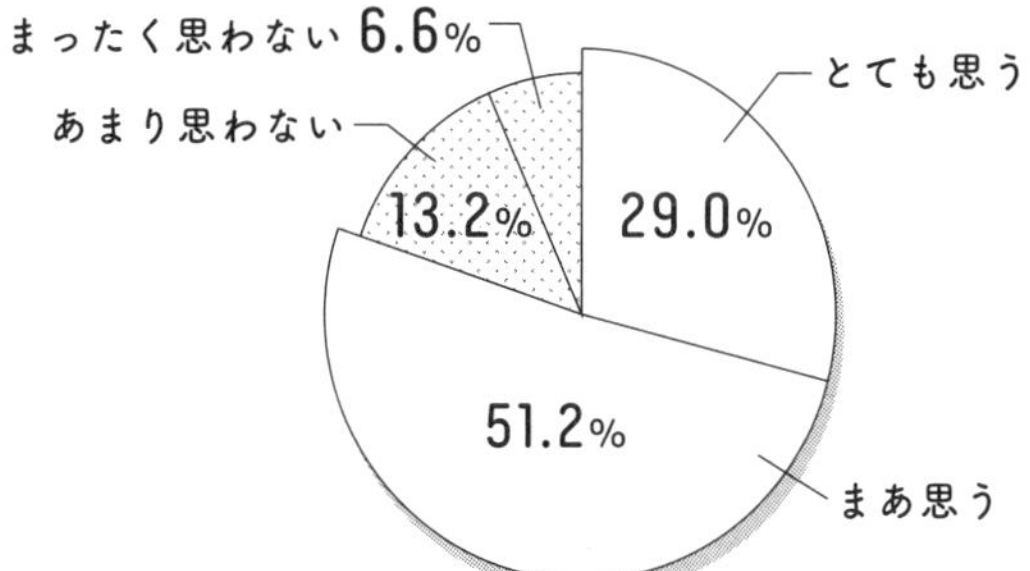

出所：在宅医療マッサージ「『インソールの重要性』に関する実施」（2023年実施）をもとに作成

インソールは、靴のサイズを調整する以外にも「**クッション性の強化**」「**バランスの調整**」など、さまざまな目的で使われます。バランスが整うと、肩こりがなくなったり、姿勢がよくなったりする場合もあるのです。ドクターネイル爪革命の一部の店舗では、足首の位置をニュートラルポジション（正位置）に戻すことを目的としたインソールも作っています。

足はもちろん体全体への好影響を期待できますので、ぜひ積極的に取り入れてください。

●合うインソールは必ず見つかる

インソールの目的は理解できても、「一度使ったことがあるけれど、いまいちよさがわからなかった」「歩くたびにずれてしまい、使いにくかった」という人もいるでしょう。

しかし、**最近のインソールは、目的や悩みに対応すべく進化し、さまざまな種**

類があるのです。

Point

・サイズ
かかとだけ・つま先だけ・土踏まずだけ・足裏全体
・凹凸
全体的にふっくらしている・特定の箇所だけ盛り上がっている
・素材
高反発素材・低反発素材・ジェル素材・通気性や保温性を考慮した素材

サイズはもちろんのこと、クッションの使われ方や素材など、どんどん工夫されていますので、一度試してよくなかった方も最近のものを改めて見てみてください。
使い心地がよく、効果を実感できるインソールが、きっと見つかるはずです。

●インソールを買うのは、足のトラブルを解決してから！

足をしっかりと正しく使うためのインソールですから、インソールを入れることで偏りがなくなり、重心が分散されたり、正しい位置に荷重をかけられるようになったり、改善を見込むことができると思います。

しかし、私たちのお店に来る人の中には、「ウオノメや巻き爪が痛くてインソールを作った」と話している人がいますが、私たちは、**足のトラブルがある状態でインソールを作るのはもったいないと考えています。**

なぜトラブルがある状態ではもったいないのかというと、「ウオノメやタコがある足」をかばうインソールになってしまう可能性が高いからです。

インソールは、そのときの足にフィットするものを選ぶのが基本ですから、**トラブルがなくなった後の足と効果や目的が違うため、使えなくなることも多いのです。**

そもそも、トラブルのある足をインソールのみで解決できることはごく稀ですし、時間がかかります。実際にインソールだけでは対処できなかった方がたくさん来店していますが、結局はセルフケアか専門店での施術でケアするパターンが多いです。

まずはトラブルをなくすのが先。その後に、予防するためにインソールを使うようにすると、より効果的にインソールを活用できるようになります。

巻き爪のトラブルがある人も同じで、巻き爪の痛みをなくすのが先です。痛みがある状態は皮膚が爪につままれていたり、爪が食い込んでいたり、双方の位置関係に問題があるため、インソールを入れたからといって痛みなく踏ん張れるわけではありません。

人間の脳は無意識にかばう習性を持っていますので、痛みが出ないように力を逸すようになると、ほかの部分にも影響やトラブルを起こしかねません。インソールを取り入れる場合は、順番を間違えないでください。

雑菌の温床！裸足で行う「趣味・習いごと」に注意

あなたが裸足で歩くのは、自宅だけですか？

本書を手に取る方はきっと美への意識が高いでしょうから、ジムやヨガを習っているかもしれません。

ここ数年ブームになっているサウナやスパも、以前と比べておしゃれになり、女性でも行きやすくなってきたため、通われている方もいるかもしれません。

カルチャースクールやパーソナルレッスンなども増えてきていますし、24時間営業しているジムなど、通いやすさを重視した施設も増えてきましたので、なかには毎日のように通っている方もいると思います。

いずれも体力や運動能力、メンタルを向上・維持するためには、とてもよいことだと思います。

ジムもヨガもスパもサウナも、裸足で使う共有スペースは意外とあるものです。たとえば、ジムのシャワールーム。トレーニングマシーンを使いたっぷり汗をかいたあと、ジムに併設されているシャワー室でさっぱりするのは気持ちがいいですよね。

シャワーを使った後は、共有のマットにのって水滴を取ったり、ロッカーまでの床を裸足で歩いたりもするでしょう。

その前後でトイレに行くとなると、裸足で共有のスリッパを履くこともありますよね。ですが、**裸足で使う共有スペースやアイテムには、さまざまな人の足裏で生息している雑菌が付着しています。**裸足で歩くたびに新たな雑菌をもらっていることになるわけです。

なかには、**カビの一種である白癬菌がいるかもしれません。**

では、想像してみましょう。

足裏についた白癬菌がごくわずかであったとしても、ジムでシャワーを浴びたからといって、家では足を洗うことなく就寝。翌日靴を履き、高温多湿に。そして仕事が終わり帰宅するも、家で浴びるのはシャワーばかりできちんと洗いきれなかった……。いかがでしょう？　これでは感染するのも時間の問題です。

ほかには、足底疣贅《そくていゆうぜい》、通称「イボ」の原因となるウイルスをもらってしまうこともあります。

●裸足で外を歩いたら入念に洗おう

とはいっても、どの趣味や習いごとも、あなたにとっては大切なことでしょうから、やめる必要はありません。

ただし、裸足で共有スペースを歩いたり、共有のアイテムを使ったりしたら、いつも以上に入念に雑菌を洗い流すなり、除菌シートで拭くなりしなければなりません。

足の裏に雑菌がついたまま靴を履き、高温多湿になった状態は、雑菌にとってパラダイスなので、その状態で家に帰る＝雑菌を持ち帰っている、と考えると怖いですね。

170ページで紹介した足の洗い方を参考に、しっかり洗ってください。

ヨガもジムもサウナも、「健康でありたい」「もっとキレイになりたい」との思いで取り組んでいることと思いますが、雑菌を落とさないでいるのは、足裏で雑菌を養殖しているのと同じこと。せっかくのキレイになる努力を半減させてしまいます。

また、あなたの足裏にたくさんの雑菌がついていたら、家の中や共有スペースを裸足で歩くたびに、雑菌を大量に撒いていることになるのです。

雑菌をもらったらきちんと落とす、そしてできる限り広めない――これは、「正しく洗う」という基本的なことで対処できますので、ぜひ意識してほしいと思います。

「ながら」でＯＫ！美足をつくるストレッチ

ヨガやジムで前屈をしたら、昔よりもかたくなっていて驚いたことはありませんか？　あるいは子どもが体操をする様子を見て、「若い子は、体がやわらかくてうらやましい」と思ったことのある人もいるでしょう。

人の体は、年齢を重ねるほどどんどんかたくなります。ケアをしなければ、柔軟性が減っていくのは足も同じです。

しかし、柔軟性がなければしなやかに歩けず、ちょっとしたことで転んだり、悪いときには怪我をしたりといったこともあります。

第１章で、健康が「歩く」という行為に支えられていること、そして「歩くための土台が足」であることについてお話ししました。

最後に、**いつまでもしなやかに歩ける足をキープするのに必要な、足の柔軟性を磨くストレッチ法**について紹介しましょう。

●正しく歩きやすくなる！　足の指のストレッチ法

足の指は、なかなか思いどおりに動きませんよね。

指を開こうと思っても親指と人差し指の間しか開かなかったり、手のように特定の指を曲げようとしても動かなかったりすると思います。

そのため、「足の指のストレッチは難しそう」と感じるかもしれませんが、これから紹介するのはどれも簡単！　自分で動かせなくても手を使うので、手が届けばできます。**テレビやスマートフォンを見ながらでもできますので、ぜひチャレンジしてください。**

Point

1 指を1本ずつ横に開くようにして引っ張る
2 指を前後にねじる
3 指を1本ずつ指の付け根から指先に向かってぐるぐると円を描きながら引っ張る
4 足の指の間に手の指を入れて、握り返し合う

私たちが推奨しているのは、この4つの動きだけです。

足の指が手を使わずに動かせるようであれば、足の指でタオルを掴むのもOK（タオルギャザー）。

足の指の筋肉をうまく使えるようになり、歩く際の地面の蹴り出しがスムーズになります。

【図4－6】

足の指のマッサージ

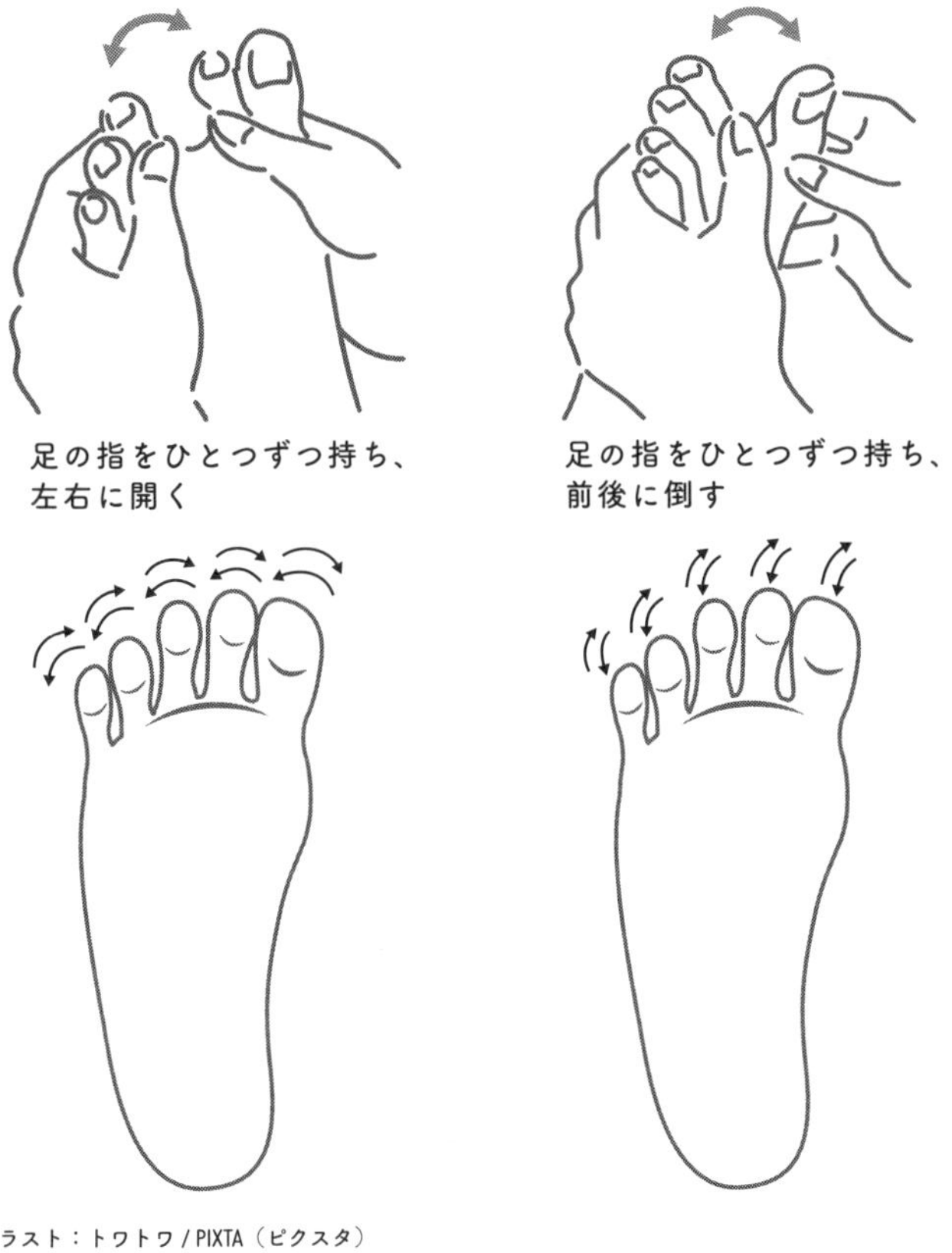
足の指をひとつずつ持ち、
左右に開く
足の指をひとつずつ持ち、
前後に倒す

イラスト：トワトワ / PIXTA（ピクスタ）

●足首を柔軟にする！　足首まわし

しなやかに歩くためには、足首のしなやかさもキープしたいところです。**足首のストレッチでもっともおすすめなのは、「まわす」という方法です。**足を手で持ち、足首をぐるぐるとまわします。

内まわし・外まわしを、それぞれ1日10回ずつするだけでOKです。

余裕があれば、指先を遠くに届かせるイメージで伸ばしたり、かかとを突き出すように指先を引き上げたりしてください。

床に座っているなら、膝を伸ばして座り足を軽く広げます。手をお尻より少し後ろにつき、足先を外側に広げたり内側に倒したりを繰り返し、ふくらはぎの筋肉の伸び縮みを意識しながら足首をぐるっと大きくまわすといいでしょう。

さまざまな方向に動かすほど柔軟になりますし、血行がよくなるので気持ちいいと思います。デスクの下でもできますので、ぜひ取り入れてみてください。

おわりに

本書をお読みいただき、ありがとうございました。

私たちドクターネイル爪革命グループは、民間企業ではありますが、きちんとした足の専門知識と足の専門医の指導を受け、一人ひとりに的確な施術を心がけています。


足の専門知識というのは、たとえば爪を切る施術の場合、爪を短くするという意味での知識だけにとどまりません。爪の仕組みや特性、病気の原因や経過などあらゆる知識を含みます。だからこそ私たちは、その場限りの施術はしません。爪もただ切ってスッキリさせるだけでなく、どのように伸びるかを想像しながら施術し、ときにはアフターケアや生活習慣についてもお話しするのです。

施術後、よい状態がしばらく続くのも、「専門知識に裏付けられた施術だからこそ」といえるでしょう。1か月後、半年後、1年後、3年後、10年後やそれよりも先を見据えたケアができてこそ、足のプロフェッショナルといえるのだと思います。

施術者は医療分野についても学んでいるので、**足を見て触っただけで足の異変を発見し、受診をすすめたことで大きな病気に早期段階で気づけたこともあります。**

たとえば、足裏のがんは普通の人が見たら、ただのホクロと勘違いするでしょう。がんとホクロの関連性を知っているからこそ、一般の知識だけではわからない異変を見つけられることがあります。

正しい知識をもって足の悩みを解決すること。これが、私たちの使命です。

2023年秋には、「クイックフットケア」という爪切りに特化したサロンをスタートさせました。爪切りに特化した専門店を作るのは、まさに私の夢でした。

なぜなら、今、世の中には自分で足の爪を切れずに困っている人がたくさんいるからです。その数は数千万人といわれています。

厚くもなく変形もない通常の爪なのに障がいがあったり、高齢になり足の爪に手が届かなかったりという理由で切れない人もいます。糖尿病の人の場合、自分で爪を切ることは大きなリスクになりかねない行為です。また、妊娠中のおなかが大きくて見えない数カ月間でも爪は伸び続けます。子どもの爪も小さくて切りづらいですね。

自分で切れないとなると、誰かに切ってもらうしかないのですが、通常の爪切りですら、不慣れな人に任せるのは不安。かといって病院でも異常がなければ切ってもらえない。家族でも病院でも爪を切ってもらえないとなると、伸びたまま放置するしかありません。**特に足の爪は手と違って、伸びすぎると生活に支障が出始め、最終的にはトラブルに発展します。**

では、爪切りの専門店はあるかというと、これまではなかったのです。通常の爪しか切れないようでは、業種的な知名度の低さや習慣のなさから経営が成り立たず、継続が難しいのが実情です。けれど、世の中には確かな需要があるのです。

「この状況を変えたい！　もっと早い段階から足を守りたい！」という思いが、私がドクターネイル爪革命クイックフットケアを立ち上げるきっかけでした。

今回、新たに始めたクイックフットケアでは、通常の爪切りと、足つぼ、簡易巻き爪ケアで経営を成立させられるような仕組みです。これは、ドクターネイル爪革命の加盟店が全国各地に増えたからこそ実現できています。

通常の爪切りを依頼してくる人のなかには、ウオノメやタコ、かかとの角質などほかにも足のトラブルを抱えている人もいらっしゃいます。ご本人が普通だと思っていたら、肥厚爪だったなんてこともあります。

クイックフットケアは、爪切りだけでは対処できない足のトラブルに困っている方がいた場合、高度な技術を持つ近隣加盟店を紹介します。加盟店側も、通常の爪切りで「あまり高い金額は出したくない」という方へ向けた気軽なフットケアサービスとしてクイックフットケアを紹介するという、お互いに紹介をし合って連携をとり、相乗効果で経営を成り立たせることができる仕組みを作りました。

私がこの事業を始めてから10年かかりましたが、この仕組みが動き出したことで、爪を切れずに困っている人をやっと救えるようになりました。私の次の夢は、髪を美容師に切ってもらうように、爪も専門家に切ってもらうのが普通になる世の中にすることです。爪を専門家に切ってもらうのが当たり前になれば、足の悩みを早期に発見でき、足で悩む人は激減するでしょう。正しい知識も広まります。

世の中には、間違った知識、トラブルのもとになっている仕組みやルールがあふれています。

そんな常識を変えたい。正しい知識を広め、困っている人を救いたい。日本の足を守るためにも、次世代を守るためにも、革命を起こしたい——。

私たちは、そう強く考えています。結果、人々が少しでも長く健やかに生きられる世の中になれば、本望です。

末筆になりましたが、本書の制作にあたっては、ドクターネイル爪革命で本部講師を務め、多くの加盟店を育成し、現場においても多くのお客さまを笑顔にしてきた朝日理沙さんに、知識やノウハウの提供など多大なるサポートをいただきました。この場を借りて御礼申し上げます。

「ドクターネイル爪革命」を運営する在宅医療マッサージ株式会社
代表取締役　飯田 正人

Dr.ネイル爪革命

2013年創業。開業して10年、2023年現在、加盟店数100拠点を有し、70万人以上の足に触れてきた。2022年は年間で18万症例以上の経験を積む。フットケアマシンを自社で開発し、日本人に合った独自の施術方法を見出した。メディアに多数紹介されたことで認知度はさらに高まり、高齢者施設本部や調剤薬局本部とも業務提携を行い、医療連携も行っている。既に約600箇所以上の高齢者施設で導入されている。2023年秋より新たに、爪切りに困った人たちが気軽にケアできるようクイックフットケアをスタートした。

Dr.ネイル爪革命
公式HP

Dr.ネイル爪革命
公式YouTubeチャンネル

一生《いっしょう》きれいが続《つづ》く　素足美人《すあしびじん》プログラム

発行日――2024年1月25日　第1刷発行

著　者――70万人を施術してきたフットケアサロン
Dr.ネイル爪革命

発行者――寺田俊治

発行所――株式会社日刊現代
東京都中央区新川1-3-17　新川三幸ビル
郵便番号　104-8007
電話　03-5244-9620

発売所――株式会社講談社
東京都文京区音羽2-12-21
郵便番号　112-8001
電話　03-5395-3606

印刷所
製本所――中央精版印刷株式会社

C2076

ISBN978-4-06-534699-0